ガンを治す「波動医学」

難病に打ち克つ近未来医療

船瀬俊介

共栄書房

ガンを治す「波動医学」——難病に打ち克つ近未来医療◆目次

プロローグ　ガンといわれたら、病院に行くのはやめなさい
――死者の八割は〝殺された〟のです　9

第1章　ガンは治りやすい！　自然な「波動」で消えていく
――ただの〝くたびれた細胞〟、ゆっくり休ませる　23

第2章 あらゆる細胞は〝音〟を発している！

――「音響細胞学」の新しい時代が始まる 50

第3章 「気」「血」「水」の流れをスムーズに……

――「生命」の本質は、「波動」と「流れ」である 74

プロローグ　ガンといわれたら、病院に行くのはやめなさい

——死者の八割は〝殺された〟のです

自然に生きればガンは消えていく

●ガンは治りやすい病気

ガンは、治りやすい病気です。

なのに、政府は「日本人の二人に一人がガンになる」と脅しています。

そして、「三人に一人がガンで死ぬ」……というのです。

あなたは、それを信じているはずです。

しかし、おかしいと思いませんか？

大自然に生きる野生動物に、ガンはありません。

彼らはゆったりと優美に、躍動して生きています。

それは、自然の智慧のままに生きているからです。

自然の智慧とは、生まれながらにそなわった「本能」のことです。

「本能」にこそ、大自然（宇宙）の真理が宿っています。

古代ギリシャの医聖ヒポクラテスは、こう諭《さと》しています。


「自然に近づけば、病気から遠のく」

「自然から遠のけば、病気に近づく」


ガンだけではありません。

野生動物たちは、わたしたちを苦しめる糖尿病や心臓病、脳卒中、さらにはうつ病などの精神疾患とも無縁です。

ヒポクラテスは、さらにこういいます。

「人間は、生まれながらにして、体内に一〇〇人の名医を持っている」

これは、知るひとぞ知る有名な「箴言《しんげん》」です。

いうまでもなく、〝一〇〇人の名医〟とは、自然治癒力のことです。

人間だけでなく、あらゆる生命体には、この奇跡の力が授けられています。

病院に行かなければ、四倍以上生きる

●ガンでなく治療で殺される

ガンも例外ではありません。
ガンといわれても、まったく慌《あわ》てることも、焦《あせ》ることもありません。
ガンにも、ちゃんと自然治癒力がはたらいて、治してくれます。
あなたの体は、そのようにできているのです。
この本でまずわたしが伝えたいことは、次のとおりです。

――ガンといわれたら
病院に行くのはやめなさい
〝殺されます〟――

あなたは、ひとめ見てギョッとしたはずです。
しかし、これは真実です。
わたしがこう書くのは根拠があります。

カリフォルニア大学ハーディン・ジェームス教授は、全米のガン患者の平均余命を徹底的に調べています。その結果、おどろくべきことがわかりました。

病院に行ったガン患者の余命は、三年でした。

なんと、病院に行かなかった患者の余命は、一二年六カ月でした。

ぎゃくにいえば、同じガンでも、治療を受けると、余命は四分の一以下になってしまう。

これは、いったいどうしたことでしょう?

結論は、かんたんです。

亡くなった患者は、ガンで死んだのではない。

病院でほどこされた①抗ガン剤、②放射線、③手術で〝殺された〟のです。

本文でくわしくのべますが、①抗ガン剤は超猛毒です。②放射線は超有害です。いずれも強い発ガン性があります。③手術も危険です。

病院に行かなかった患者は、これらの〝三大療法〟を受けなかった。

つまりは、なにもしないで、ほったらかし。それでも、四倍以上生きたのです。

これが、ガンと診断されたら――病院に行ってはいけない――とおすすめする第一の理由です。

〝ガン死〟八〇％は医療ミスで殺された

●免疫を殺し、患者を殺す

かつて、日本のある国立大学の医学部附属病院で、一人のインターン医師が、興味深い研究を行っていました。

彼は、ガン病棟の患者さんに、熱心に抗ガン剤、放射線、手術の治療を行ってきました。しかし、いくら治療してもガン患者は次々に死んでいく。どうしてだろう？

疑問を抱いた彼は、一年間に亡くなったガン患者のカルテを徹底的に精査してみました。

そして、おどろくべき事実に気づいたのです。

なんと、「ガンで亡くなった」とカルテに死因を記載されている患者のじっさいの死因は、ガンではなかった……。

そのほとんどは「肺炎」「インフルエンザ」「カビ菌」などの感染症で死んでいた！

なぜ、ガン患者が感染症でバタバタ死んでいくのか？

その原因は、患者たちに投与された抗ガン剤や照射された放射線などにあった。

これらは超猛毒で、患者の免疫力をゼロにしてしまう。だから、ここぞとばかりにバクテリアやウイルスなど病原体が猛烈に繁殖する。ガン患者は末期になると口、喉、鼻、眼など、体の孔《あな》という孔《あな》すべてカビまみれになってしまう。

なぜ、病原体やカビが猛繁殖するのでしょう。それは、患者の免疫力が失われたからです。

では、なぜ患者の免疫力が殺《そ》がれたのか？　投与された抗ガン剤、照射された放射線、そして、強行された手術が、患者の免疫力（生命力）を徹底的に奪ったのです。

つまり、これら三大療法の「副作用」で、患者は苦悶のうちに息をひきとったのです。

はやくいえば、医療過誤です。

カルテでは〝ガン死〟とされた患者の八〇％の死因は、ガンでなかった。

つまり、病院はガン患者を〝ガン治療〟で殺害していながら、「ガンで死んだ」と嘘の死因をカルテに記載していたのです。

●論文を破り捨てた医学部長

このインターン医師は、この調査結果を博士論文にまとめました。

そして、それを医学部長に見せたのです。

論文を一読した学部長の手はわなわなと震え、なんと突然、論文を破り捨てた。

あっけにとられる若き医師……。

「ガンで亡くなった」と公表される患者の八〇％は、じつはガン治療で虐殺していた。

このような事実が表沙汰になれば、学部長の地位どころか、病院の存続すら危うい。

日本中で大パニックとなるだろう。遺族は怒りに狂い、病院に怒鳴り込む。損害賠償の訴訟が激増する。それどころか、ガン病棟にやってくる患者はゼロになるだろう。つまり、ガンと診断されても、病院に来なくなる。病院経営はいっきに赤字に転落し、最後は破産で病院自体がゴーストタウンのようになる。

わたしは、この衝撃事実を教えてくれた内部告発者に、その論文入手を切望した。

しかし、彼は首を振った。「無理です。執筆した彼も、まさか眼の前で論文を引き裂かれるとは夢にも思わなかった。だから、写しはないんです」

まさに、〝幻の論文〟……。しかし、〝ガン死〟とされたガン患者の八〇％は治療で〝殺されている〟という厳然たる事実は、残ったのです。

これが、ガンと診断されても、病院に行ったら〝殺される〟と断定する第二の理由です。

第二次世界大戦の約七倍！　〝ガン戦争〟の犠牲者

●年間三〇万人が殺されている

厚労省は「年に三八万人が〝ガンで死んでいる〟」と公表しています。

これは、きわめて悪質な嘘です。このうち八〇％、つまり三〇万人はガンでなく、抗ガン剤などの〝治療〟で〝殺されている〟のです。

世間では、医療ミスによる患者の死亡が問題とされています。

しかし、ガンの医療過誤死は、スケールがちがいます。毎年三〇万人……!

これは、毎日、ジャンボ機が二機墜落しているのにひとしい。

なのに、だれひとり、この目まいのする惨劇に気づかない。

それは、政府も病院もメディアも、口をつぐんで、そ知らぬ顔をしているからです。

そのあいだにも、今日も一〇〇〇人近いガン患者が、病室で〝惨殺〟されています。

そして――遺体にとりすがって泣く遺族は、最後は、医師や看護師に「お世話になりました」と深々と頭を下げるのです。〝殺人者〟たちに、お礼をしている!

なんという無知の悲劇、悔しさ、悲しさ……。

こうしてガン病棟で〝殺された〟患者は、一〇年で約三〇〇万人、戦後七〇年では約二一〇〇万人……。

太平洋戦争の犠牲者三一〇万人の七倍近い人命が、〝ガン戦争〟で失われたことになります。

●患者一人三〇〇〇万円の荒稼ぎ

「大学医学部では、『ガンは治らない』と教えている」

知人のM医師の言葉に、耳をうたがいました。

これは「ガンになったら助からない」「死ぬしかない」と言っているのと同じです。

つまり、はじめから「ガンを治さない」と宣言しているのです。

あと、かれらがやることは次のとおり。

大量の抗ガン剤を投与し、大量の放射線を当て、大量の手術で〝稼ぎまくる〟ことです。

かれらにとって肝要なのは、とにかく患者を〝ガン〟と〝診断〟することです。

いったん病名をつけてしまえば、堂々と、超猛毒抗ガン剤を投与しまくり、超有害放射線を当てまくり、超危険な手術で切りまくることができます。

それで患者が亡くなっても、良心は一ミリも痛みません。

大学医学部で「ガンは治らない」と断定しているのです。

どう〝殺して〟も、もともとガンで死ぬのはあたりまえ。

だから、その前にできるだけ〝荒稼ぎ〟させていただく。

一人の患者をガンと〝診断〟すれば、一〇〇〇万円～三〇〇〇万円を病院は稼ぐことができるそうです。

医者は、患者の顔が〝札束〟にしか見えていないのです。

かのヒトラーは、「小さい嘘はすぐばれる。大きな嘘は絶対ばれない」と豪語しました。

心をしずめて、この現実を直視すべきです。

それでもあなたは、病院で〝ガン治療〟を受ける気になりますか？

医学の神は〝死に神〟、病院は〝死の教会〟

●医学の目的は〝殺人〟である

アメリカで良心の医師として、いまでも民衆の尊敬を集めている人物がいます。

故ロバート・メンデルソン博士（小児科医）。

■9割の医療が消えれば、人類は健康になれる

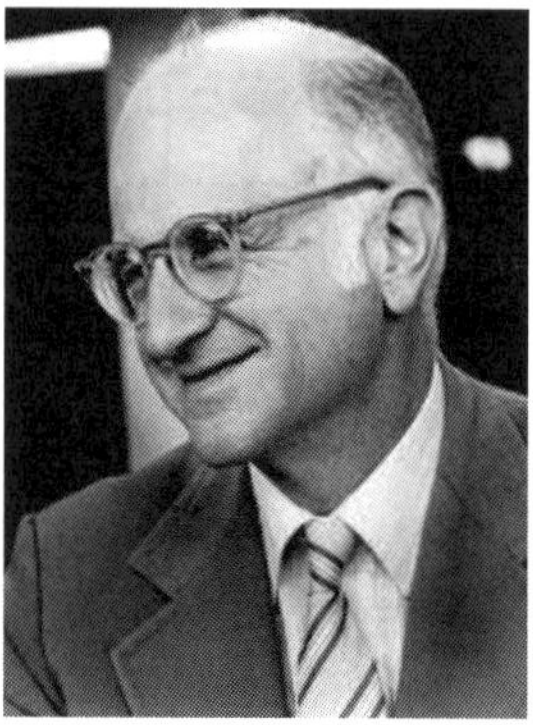

写真0－1　ロバート・メンデルソン博士

彼の遺した言葉を、胸に刻んでください。

「現代医学の神は〝死に神〟である」「病院は〝死の教会〟である」

つまり、現代医学の目的は――人を殺す――ことである。

さらに、警句はつづきます。

「医療で評価できるのは一割の救命医療のみ。残り九割は慢性病には無力であり、悪性化させ、死なせている」「現代医療の九割が地上から消えれば、人類はまちがいなく健康になれる」

博士は、その根拠となる証拠も示しています。

「かつて、イスラエル全土で病院がストをしたら、同国の死亡率は半減した。そして、病院が再開したら、死亡率は元にもどった。つまり、国民の二人に一人は、〝病院で殺されている〟。病院はストをつづけるべきだ。永遠に……」（メンデルソン博士）
病院の正体は、患者を〝治す〟ところではなく、〝殺す〟ところである。
これが、ガンと診断されても病院に行ってはいけない、とすすめる第三の理由です。

〝闇の支配者〟は人類をゴイム（獣）と呼ぶ

●国際医療マフィア巨大利権

「でも……病院に行かなくて、ほんとうに治るのでしょうか？」

不安に思う気持ちも十二分にわかります。

しかし、病院に行った患者はバタバタ死に、病院に行かなかった患者はピンピン生きています。

そんな事例が数えきれないほどあります。

あなたは、まだ信じられないでしょう。

なぜですか？　あなたがこれまで聞いたことと、まるで正反対だからです。

では、これまで聞いたこと、知ったこととは、なんでしょう。

〝常識〟ですね。それは、どうやってあなたの頭にすりこまれたのですか？

政府、教育、新聞、テレビ……などによって、〝常識〟としてくりかえし、くりかえし、頭に注入されたのです。

これらは、闇の巨大な力が支配しています。世界の医療に関しても〝闇の支配者〟が存在します。それを、ここでは国際医療マフィアと呼ぶことにします。

世界の医療利権は、約一〇〇〇兆円と推計されます。日本だけで五〇兆円です。

〝かれら〟は、それをほとんど支配しています。つまり、フトコロに入れている。

話は少しそれますが、コロナワクチンも同じ。気の遠くなる利権です。

だから、コロナ危機を煽《あお》って人類を恐怖に落としこみ、ワクチン注射に殺到させている。

抗ガン剤もまったく同じです。

ちなみに〝闇の支配者〟の連中は、自分たち以外の人類をゴイム（獣）と呼んでいます。

はじめから人間と思っていない。〝かれら〟にとってみれば、獣か家畜を屠殺処分するのと同じです。何百万人殺そうが、人間ではない〝ケモノ〟ですから、良心はまったく痛みません。

その悪魔的勢力が、政府、教育、新聞、テレビを支配してきたのです。

ガン治療だけではありません。コロナ偽パンデミック、５Ｇ、ワクチンからアメリカ大統領選挙まで、〝やつら〟が牛耳って、人類を家畜のように〝洗脳〟支配してきたのです。

現在、その膨大な嘘が、怒濤のように噴出しています。

〝洗脳〟からめざめたひとが、世界中で爆発的に増えています。

あなたも、めざめるときです。

■新発見！　細胞は固有の“音”を発信している

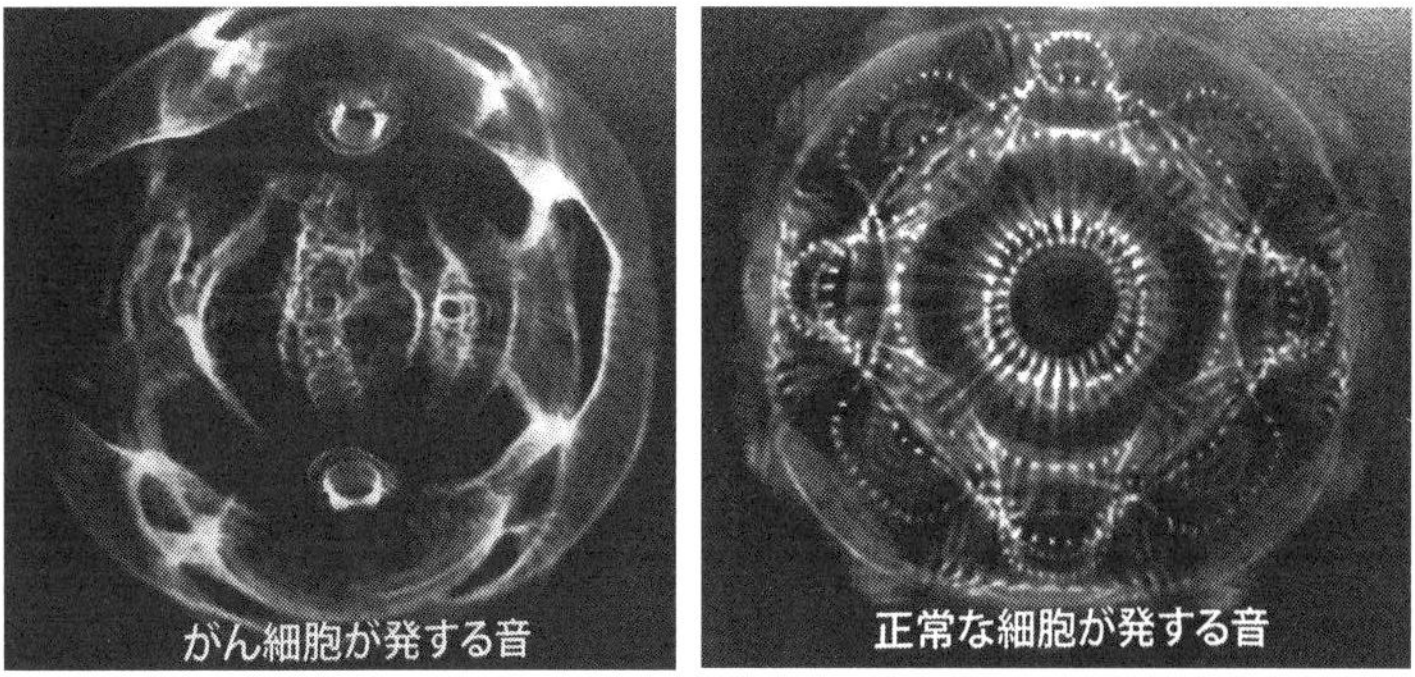

写真０－２　【疲弊細胞】　【健康細胞】

ガンは自然に生きれば、自然に消える

●〝汚血〟一〇大原因を正す

――ガンはただの〝くたびれた細胞〟です。

写真0-2を見てください。これは、細胞が発する「波動」を、図形で表した画像です。

右は正常細胞で、左右上下きれいな対称型です。

左はガン細胞で、左右上下とも非対称型です。

ガン細胞の乱れた波形は、まさにガン細胞の乱れた振動です。

「気」（波動）の乱れによる細胞の悲鳴、絶叫なのです。

それは、あなたが不自然な生き方をしてきたために、細胞が〝くたびれて〟いるのです。

その直接の原因は、〝体毒〟による血液の汚れ（汚血）です。

〝汚血〟の一〇大原因は、以下のとおりです。

①食べ過ぎ、②悩み過ぎ、③動物食（アニマルフード）、④砂糖のとり過ぎ、⑤揚げ物、⑥運動不足、⑦浅い呼吸、⑧血行不良、⑨笑わない、⑩環境汚染

あなたは、まずこれら一〇大原因に気づくべきでしょう。
そして、自然な生き方に変えれば、細胞も自然な「波動」をとりもどします。
〝くたびれた細胞〟が、〝元気な細胞〟に変化するのです。
自然な生き方とは、「生命波動」を自然にととのえた生き方です。
生命は、ほんらいの波動で、ゆったり波打ちます。
生命はそのとき、もっとも理想的な状態にあるのです。
そこにみちびくのは、「食養」「ヨガ」「鍼灸《しんきゅう》」などの東洋医学の叡智《えいち》です。
「祈り」「気功」「超能力」なども、最先端の量子力学で解明されています。
最先端のセンサー技術、コンピュータ装置なども登場しています。
これら先進「波動」装置も、「波動医学」の科学性を証明しています。
こうして近未来医療は、「波動」理論に急速にシフトしているのです。

第１章　ガンは治りやすい！　自然な「波動」で消えていく
――ただの〝くたびれた細胞〟、ゆっくり休ませる

ガン細胞は〝くたびれた〟細胞、休ませれば治る

●ガン細胞は存在しない！

最新のガン情報を聞きました。

「……『ガン細胞は存在しない』。これが世界医学界の最新の考えなんです」

目の前でうなずくのは、徳島大学医学部、大橋眞《まこと》名誉教授。

初対面のわたしも、えたりとばかりに返しました。

「それは〝くたびれた細胞〟でしょう！」

「そう、そうです。ガンはただ〝くたびれた細胞〟なんです」

教授は、にっこりほほ笑んでおられます。

「ガン細胞は存在しない！」と聞いたら、日本のガン研究者は、耳を疑って絶句するのではない

か。「自分たちのこれまでの研究は、いったい何だったんだ?」

●無限増殖論から幹細胞説へ

大橋教授は断言する。

「……『ガン細胞はない』という流れです。一〇年ほど前からアメリカでも『ガン幹細胞説』が出ています。昔のようなルドルフ・ウィルヒョウの無限増殖論という考え方は、とっくに主流ではない(160ページ参照)。だから、日本でも考え方を変えなきゃいけない。すると、①抗ガン剤、②放射線、③手術の三大療法に代わる別の戦略が必要です。身体の免疫力を生かすとか」

日本の大学でも、「ガン幹細胞説」の研究者が増えている、という。

「……幹細胞とは万能細胞のことです。それから(ガン細胞が)〝分化〟していく。すると、普通の細胞とどう違うのか、という話になる。幹細胞の時からガンに〝分化〟しているのがある。それが『ガン幹細胞説』だけど、そんなの普通の細胞が〝分化〟するときにガン化する、というけど、すでに普通の形をとらない。〝分化〟異常みたいなものです。そうなってしまったら、もう普通の幹細胞と変わらない」(大橋教授)

――けっきょく、〝くたびれた〟細胞ですね。

「そうそう!(笑)そのように説明するしかない」

――〝くたびれた〟細胞が元に戻ったり、悪くなったり?

「〝くたびれた〟細胞だから、もう増殖する能力とかはないですよ」

●いじめないで休ませる

――つまり、アポトーシス（細胞死）というか、死んでいく……？

「ただ、普通の細胞がある一定の形でしか増えないのに、〝くたびれた〟細胞は制約がないので、一応ただ増えていく……」

――目標なく、むやみに増える。けっきょく、カオス（混沌）となった細胞……？

「そうそう、そんな感じ。でも普通のガン細胞にも寿命はある。だから、体の免疫力さえ保っておけば、ガンはある方向に終息するでしょう」

――そこに抗ガン剤など投与したら……。

「それは身体が弱るだけですよ。ガン細胞というのがそもそも〝くたびれて〟いる。いじめるんじゃなくて、ゆっくり休ませてあげればいい。すると治るんです（笑）」

●新たなガン「疲弊細胞説」

ついに、最新医学もガンの正体を明らかにしてきたのです。

最先端の研究が到達したのが、このガン「疲弊《ひへい》細胞説」です。

それは、これまでのガン理論を根底からひっくり返すものといえます。

ガンが〝くたびれた細胞〟なら、どうしたらいいか？

子どもでもわかります。「ゆっくり、休ませてあげればいい」。

「波動生理学」で言えば、不自然な「波動」でガンになった。

なら、自然な「波動」を細胞に与えてあげればいい。

「細胞疲弊説」にもとづけば、どうしたらガンが治るかも見えてきます。

ガン細胞を疲れさせた悪い「波動」の原因を、一つひとつ取り去ってやればよいのです。

「原因」を改めれば「結果」も改まります。むずかしくいえば、これが「因果律」です。

●「正常細胞」と「疲弊細胞」比較

写真0−2（21ページ）が、「正常細胞」「疲弊《ひへい》細胞」の比較です。

右の健康細胞（正常細胞）は、対称的に整った音波で振動しています。

左の疲弊細胞（ガン細胞）は、非対称の乱れた音波で振動しています。

これらは、最新テクノロジーで細胞固有周波数を測定し、その調和性を図形で表したものです。

この技術で、「元気で健康な細胞」と「くたびれた細胞」とのちがいは、一目瞭然です。

写真1−1は、さらに「正常細胞」と「ガン細胞」の音波波形を比較しています。

やはり、「正常細胞」は波形が整い、「ガン細胞」は波形が乱れています。

なぜ、ガン細胞から発する固有周波数の波形が乱れているのでしょう？

■ガン細胞は気の乱れで“悲鳴”をあげている

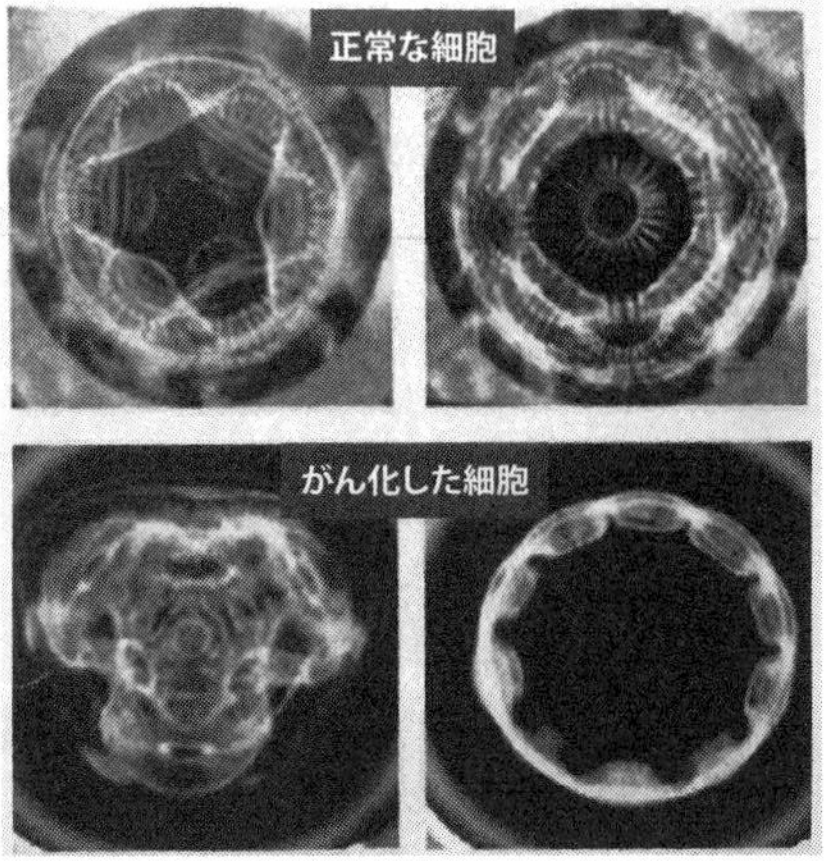

写真1－1

それは、「気」の乱れにより、細胞が悲鳴をあげているのです。

「気」とは「生命エネルギー」のことです。

それは「波動エネルギー」です。

「気」が乱れると、その「波動」も乱れます。

だから、細胞の固有振動から描かれる図形が、左右非対称で乱れているのも当然です。

この「音波図形法」は、「正常細胞」（健康細胞）と「ガン細胞」（疲弊細胞）を見分けるのに、たいへん役立ちます。

細胞が疲弊する原因は〝体毒〟である

●万病は〝体毒〟から生じる

では——健康な細胞が、なぜ〝くたびれて〟しまったのでしょう？
細胞が〝くたびれた〟原因は、ズバリ〝体毒〟です。

〝体毒〟による血液の汚れが、細胞を〝くたびれさせた〟のです。

つまり、血液の汚れが、細胞の生命波動を乱しているのです。

これは、ガンだけではありません。万病は、〝体毒〟から生じるのです。

この真理に、西洋医学の医師たちはまったく気づいていません。

病気の原因を、西洋医学のお医者様に聞いてごらんなさい。

「医学の永遠の謎ですなあ……」と、まるでひとごとです。

しかし、東洋医学のお医者様は、ずばり言います。

「病気は〝体毒〟から生じる」。正解です。

この一事をしても、西洋医学より東洋医学のほうがすぐれています。

西洋医学は生命を「物質」ととらえ、東洋医学は生命を「波動」ととらえる。

その差はニュートン力学と量子力学、約三〇〇年の格差に匹敵します。

●〝ニュートンの檻〟の囚人

西洋医学の根幹は化学療法です。それは、約三〇〇年も昔の科学です。

当時、人々は、生命とは物質の化学反応によって生じると考えていました。

まさに、生命機械論です。だから、病気＝化学反応の乱れ、ととらえたのです。

化学反応の乱れなら、化学薬品で調整すればよい。これが薬物療法の根本的な発想です。

ニュートン科学が「物質」を対象としていたから、無理もありません。

そして、現代医学は、いまだにその三〇〇年前の檻《おり》の中に幽閉されています。

だから、生命の本質を解明できていない。それだけでなく、患者の九割をも治せない。

そして、治そうとすればするほど、患者を〝死なせて〟しまう。

〝死に神〟が空を舞う〝死の教会〟で繰り広げられる、黒い喜劇の舞台を見るようです。

●いかなる物質も存在しない

それに対して東洋医学は、古来から「気」を根本理論としています。

それは、「波動」を対象としています。その真理を解明するのが量子科学です。


――ニュートン科学（物質）vs. 量子科学（波動）――


近代から現代にかけて、世界の医療利権を独占してきた〝闇勢力〟ロックフェラー財閥は、人類をニュートン科学の檻に閉じこめて今日にいたります。

しかし、現代は、それをはるかに超える量子力学の時代なのです。

量子力学の根本は「波動」です。

だから、「波動医学」こそ先進医学であることは、いうまでもありません。

■量子力学の父「存在は波動、物質は存在せず」

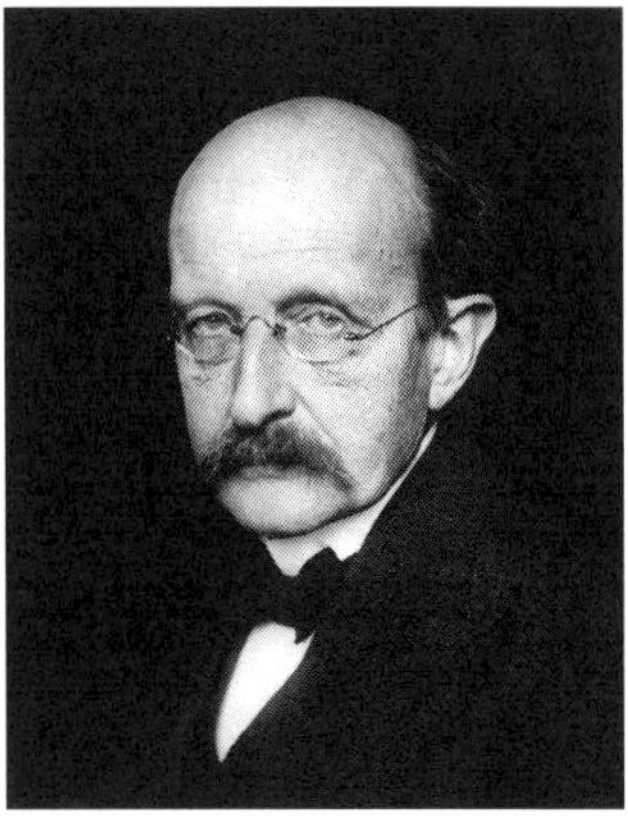

写真1－2　マックス・プランク

——宇宙のあらゆる存在は「波動」である。
いかなる「物質」も存在しない——

量子力学の父、マックス・プランク（**写真1—2**、一八五八〜一九四七）の炯眼《けいがん》が、すべてを物語ります。

ガン、万病のもと〝汚血〟の一〇大理由

●万病の「原因」は〝体毒〟

そもそも、人はなぜ、病気になるのでしょう？
生命エネルギーの「気」から病気を解明していったのが東洋医学です。
東洋の叡智《えいち》は、とっくの昔に、病気の本質をつきとめていました。
それが、——**〝体毒〟による血液の汚れ**——なのです。
その〝汚血〟の一〇大理由も、はっきりしています。

(1)食べ過ぎ：代謝能力以上を食べると、老廃物として〝体毒〟が細胞にたまる。
(2)悩み過ぎ：毒蛇の三～四倍の猛毒アドレナリンなどを発生し、ムカムカする。
(3)動物食：腸内で「腐敗」、消化で「酸毒」、血管に「血栓」でガンを促進する。
(4)砂糖のとり過ぎ：「白砂糖は猛毒」と専門家も警鐘。体液pHを酸性にする。
(5)揚げ物：高温の油で強い発ガン物質AAが発生。唐揚げで一〇年早死にする。
(6)運動不足：筋肉の老化は、生理的老化を加速。運動に高いガン予防効果あり。
(7)浅い呼吸：交感神経を緊張させ酸欠、緊張、不安、ストレスで、心身不調に。
(8)血行不良：酸素、栄養不良を招き細胞を低酸素にすると一〇〇％ガン化する。
(9)笑わない：死亡率は二倍、認知症リスクは三・六倍、笑いは、万病の妙薬だ。
(10)環境汚染：医薬品、農薬、食品添加物、電磁波などによる汚染で発ガンする。

●自然に生きる野生動物たち

ガンはただ〝くたびれた細胞〟なのです。だから、治りやすい病気です。

病気にはすべて「原因」があります。「原因」をとりのぞけば、病気も消えていきます。

それは、あたりまえの真理です。

ほんらい、野生の動物にガンは存在しません。野生動物たちは、自然のままに生きています。

だから、ガンなどの病気になりようがないのです。

同じ動物でも、ペットはちがいます。あちこち病気だらけです。

ペットは買い主とおなじ病気になる……という笑い話があります。

病気の「原因」は、不自然な生き方です。不自然な食事、不自然な考え方……。

つまり、あなたの日々の生活が、ガンをつくったのです。

「原因」は、はっきりしています。なら、その「原因」を自然にもどす。

つまり、自然に近づく。そうすれば、ガンから遠ざかります。

じつに、あっけない話です。

「口の毒」と「心の毒」が体にたまっていく

●「食べ過ぎ」「悩み過ぎ」

では――。その毒素は、どうして体にたまるのでしょう？

〝体毒〟には「口の毒」と「心の毒」があります。つまり「食べ過ぎ」「悩み過ぎ」です。

「過食」と「苦悩」が、おのおの〝体毒〟を生み出すのです。

「過食」には、「飽食」「美食」「偏食」「悪食」などがあります。

なぜ、これらが体内に〝体毒〟を発生させるのでしょう？

わたしは、二五歳のときの衝撃的な出会いを思い出します。

三島のヨガ道場での、沖正弘先生の講義はありありと覚えています。

先生は、黒板に〝ＩＮ　ＯＵＴ〟と大きく書きました。

それをチョークで叩きながら、大声で言ったのです。

「これが、命だ！　入れたら出せ！　出したら入れろ！　命は流れだ」

わたしにとって、まさに目からウロコでした。

なんという真理……！　生命とは、こんなにもシンプルなものなのか！

「食べ過ぎ」とは、自分の代謝能力を超えて食べることです。

代謝とは、まさに〝ＩＮ　ＯＵＴ〟です。その能力を超えて食べると、体外に排泄しきれない。

だから体内にたまっていきます。それは脂肪組織などに蓄えられ、老廃物などと呼ばれます。

つまりは、体にたまる〝汚れ〟です。

〝ＯＵＴ〟しきれない〝汚れ〟……。

それは、内臓から血液、血管壁、さらには、全身の細胞にたまっていきます。

この〝汚れ〟こそが、〝体毒〟の正体なのです。

「××炎」の原因は食べ過ぎにあり

●活性酸素の炎で微生物鎮圧

人間の体細胞は、約六〇兆個といわれています。

〝汚れ〟つまり〝体毒〟がたまった細胞は、どうなるでしょう。

それは、とても健康な細胞とはいえません。全身の生命力が落ちていきます。

「波動生理学」からいえば、生命波動が乱れ、弱っていきます。

すると細胞内にいたバクテリアなど微生物やウイルスが、ここぞとばかりに増殖を始めます。

不穏分子が蜂起し、反乱を起こすようなものです。

この知らせは、すぐに司令本部（脳）に神経系などを通じて伝達されます。

脳はすぐに鎮圧部隊を送るよう指示を出します。まさに、〝テロとの戦い〟の勃発です。

出動するのが免疫細胞軍、つまり白血球軍団です。

現場に到達した白血球軍団は、ウイルスなど反乱分子に対して〝火炎放射器〟の炎を放射して焼き殺し鎮圧します。この〝火炎放射器〟の正体は、活性酸素です。

活性酸素の炎を浴びた不穏分子のバクテリア、ウイルスなどは、悲鳴をあげて燃え尽きます。

しかし、〝火炎放射器〟の炎は、テロリストだけを焼き殺すのではない。

みずからの組織、臓器も炎で炙《あぶ》られてしまう。だから、臓器は痛み、発熱し、腫れる。

●過食は万病の原因である

これが、炎症の発症するメカニズムです。文字通り〝炎〟の症状なのです。

「肺炎」「胃炎」から「けんしょう炎」まで、ほとんどの病気は「炎」の字がつきます。

これを逆回しで見てみましょう。


……炎症→活性酸素→ウイルスなどを攻撃→微生物増殖→細胞が弱まる→細胞内〝汚れ〟→食べ過ぎ……


けっきょく、炎症の遠因は食べ過ぎだった。だから、過食は万病の原因なのです。

ガンも例外ではありません。漢字で「癌」と書きます。それは、「やまいだれ」に「品物の山」――つまり、食品を山ほど食べれば、ガンになる――という戒《いまし》めがこめられているのです。

〝汚れ〟は細胞の波動（気エネルギー）を乱す

●不調和で醜い波動になる

過食が万病を招く原因は、細胞内の微生物の反乱だけではありません。

細胞内にたまった〝汚れ〟は、細胞自体の生命力（気エネルギー）を乱し、弱めます。

すると細胞は元気をなくす。つまり〝くたびれた細胞〟となる。

その究極の「疲弊《ひへい》細胞」が、ガン細胞なのです。

全身の細胞は、それぞれ固有の周波数の〝音〟を発しています。

健康な細胞が発する〝音〟は、調和のとれた図形を描きます。

しかし、疲弊した細胞は、乱れた波形の〝音〟しか出せません。

だから、現れた波形も、乱れており不調和で、醜い。それも当然なのです。

野生動物にガンはない。それは、必要以上に食べないからです。

そうして、全身細胞の調和（波動）をたもっているのです。

これは、ミクロの原生動物にもいえます。たとえばゾウリムシ。かれらは必要以上にエサを食べません。メタボのゾウリムシなど、これまで観察されていません。

またゾウリムシは、食べていいもの、悪いものをわきまえています。

みずからの体に害となるものには見向きもしません。これも、人間サマよりかしこい。

はやくいえば、現代人の食生活はゾウリムシ以下なのです。

●少食長寿「養生法」の根本

「食べる工夫より食べない工夫をしろ！」

これは、沖正弘先生の教えです。

「空腹を楽しめ」「真の健康は腹が減るほど調子が出る」

さらに、先生は大喝で諭《さと》します。

「腹八分に医者いらず」「腹六分で老いを忘れる」「腹三分で仏に近づく」「断食（ファスティング）は、万病を治す妙法である」

この「ヨガ」の教えは、いまや、現代の生理学、医学でも正しいことが証明されています。

さらに、次の教訓も健康づくりのヒントになります。

「人間生まれたときから一生に食べる量は決まっている」「大飯食らいは食い納めが早く来る」


――少食長寿――

これは、東洋「養生法」の根本理論です。

●断食はガンと闘うベストの方法

ガン細胞、つまり〝くたびれた細胞〟の原因も食べ過ぎです。

だから、ガンと診断されたら、少食、断食（ファスティング）は鉄則です。

「食べ過ぎたからガンになった」のだから、少食、断食はガン養生法のイロハです。

ガンになった人は、とにかく食べ過ぎです。

「ガン患者は、まずガンと闘う栄養をとるため、三食しっかり食べろ」

こう指導する医師、栄養士が多過ぎます。患者に「死ね！」と言っているに等しい。

三食しっかり食ったからガンになったのです。

「断食」で、インプット（食事）をストップすれば、あとはアウトプット（排泄）のみ。

〝体毒〟の塊《かたまり》であるガンはすみやかに排泄され、ガンはみるまに消えていきます。

ガンの役割は二つ。①血液の浄化装置、②患者の延命装置です。

血液を〝浄化〟すればもうガンの存在理由はなくなります。ガンはいやでも消えていきます。

だから、世界の最新医学は、断食（ファスティング）のガン治療効果に驚嘆しているのです。

「断食はガンと闘うベストの方法だろう」（南カリフォルニア大学）

●一〇㎝のガンが半年で消えた！

写真1―3は、三七歳のKさんが「断食」（ファスティング）のみで直径一〇㎝の悪性ガンを完治させた症例です。

MRI画像（**写真1―4**）でも、巨大なガンは、約六カ月弱で完全に消滅しています。

Kさんが実践した治療は、「断食」のみ。それ以外の治療はいっさい行っていない。

診断直後、東大病院の担当医は抗ガン剤、放射線、手術を強くすすめました。

しかし、Kさんは断固拒否。「死にますよ！」と、その准教授は叫んだそうです。

「自分で治します」。Kさんの決意にあぜん。

「何で治すんですか？」「ファスティングです」「……ファスティングって、何ですか？」

■ガンは“体毒”の塊「断食」の排毒で消える

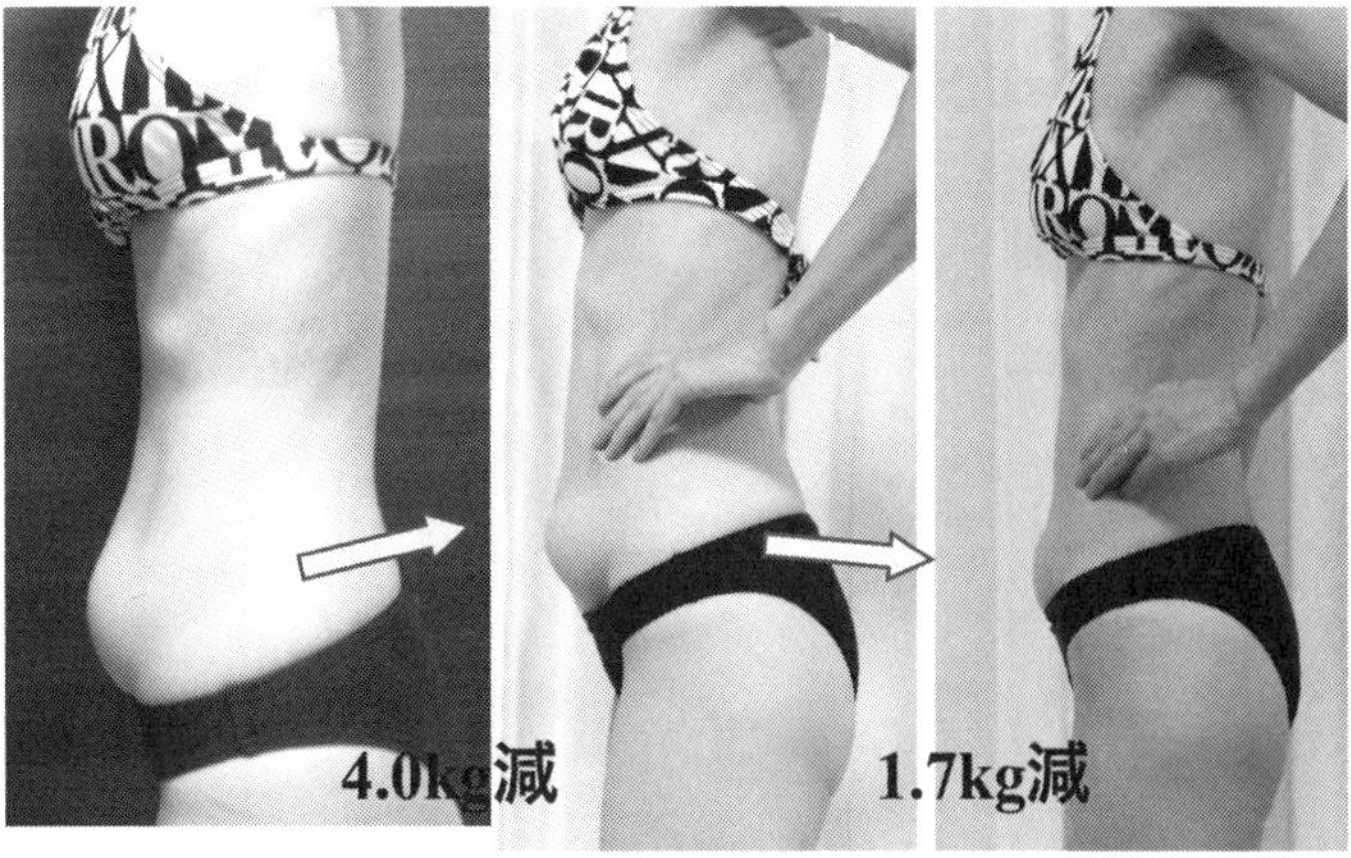

写真１－３

■６カ月のファスティングで見事に消滅した！

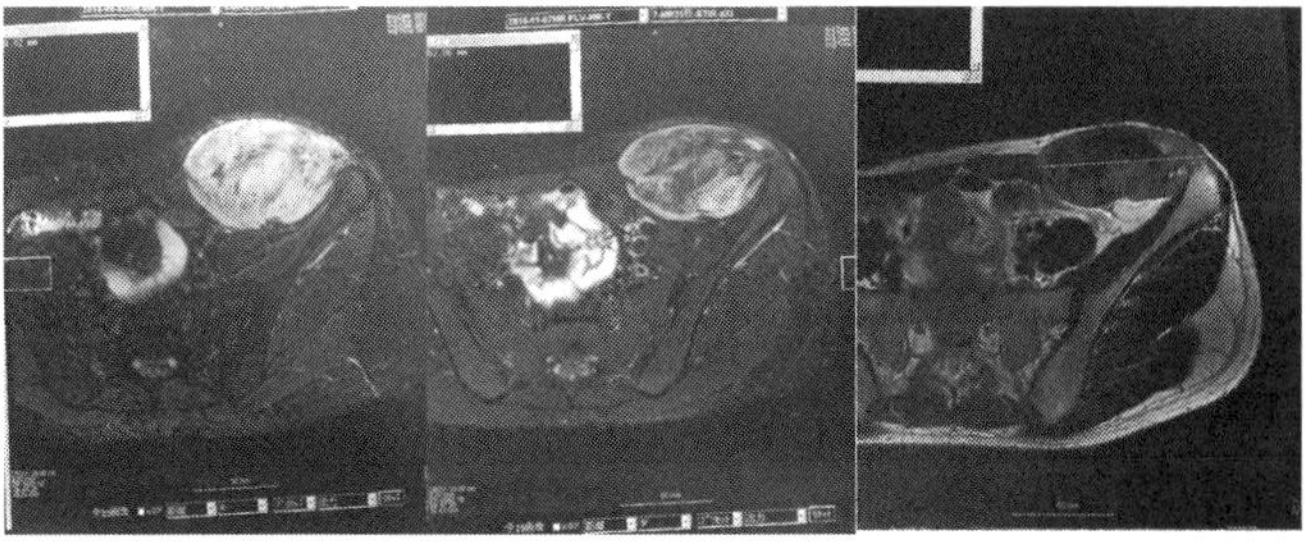

2014.9.5 ⇒　8日断食 ⇒ 2014.11.7⇒　22日断食　2015.3.5

写真１－４

「断食です」「餓死しますッ！」と大声で怒鳴った。

「検査だけは受けにきます。失礼します」。踵《きびす》を返したKさんは立派です。

講演会場でお会いしたKさんは、わたしに近付いてくるや「先生は、命の恩人です」。

頭を下げる。わたしは「あなたにお会いするの初めてですよ」。

するとニッコリ。「先生の動画を見て、抗ガン剤の恐ろしさを知りました。それから二週間後、東大病院でガンと診断されたんです」。ご本人はヘルニアだと思っていたそう。

「あの動画を見てなかったら、私は生きていません」

二週間の差が、彼女の命を救ったのです。Kさんは、私の主催する「新医学シンポジウム」でも壇上に立ち、みずからの体験を講演してくださった。

彼女の体験は、「断食」によるデトックスが、最善のガン療法であることを教えてくれます。

「ムカつく」原因はヘビ毒なみのアドレナリン

●心の毒：ストレス・怒りホルモン

では――。「悩み過ぎ」で、どうして体内に「心の毒」がたまっていくのでしょう？
「心の毒」には三種類あります。

①コルチゾール：別名〝ストレスホルモン〟。神経ホルモンの一種です。

「嫌《いや》だな……」と思ったり、感じたりしたときに副腎から分泌されます。

ストレスを感じた時に条件反射のように分泌され、体内をめぐるのです。

「過剰なストレスを受け続けると、コルチゾール分泌が慢性的になり、うつ病、不眠症などの精神疾患、生活習慣病などのストレス関連疾患の一因になる……」（ヤクルト中央研究所）

そもそも、コルチゾールは外部からストレス刺激を受けた時、それを克服するために必要なホルモンです。血糖値を上げ筋力をアップさせます。

しかし、慢性的にダラダラ分泌されると、それが〝刺激毒〟として毒性を発揮するのです。

つまり〝体毒〟となります。弱い毒性があり「気が重い」など体調不調の「原因」となります。

②アドレナリン：別名〝怒りのホルモン〟。これも神経ホルモンです。
これは、外敵に出会うなどの緊急事態に直面したさい、副腎から急激に分泌されます。

〝戦闘モード〟で分泌され、呼吸、心拍、血圧、血糖を急上昇させます。

このアドレナリンは、毒蛇の毒の三〜四倍といわれる毒性があります。つまりは猛毒です。

そんな猛毒が体内をめぐる。とうぜん、気持ちが悪くなります。苦しくなります。

だから、ムカムカする。これが、苦悩の「原因」です。

③ノルアドレナリン：別名〝攻撃ホルモン〟。
アドレナリンとよく似た神経ホルモンに、ノルアドレナリンがあります。

アドレナリンとは兄弟ホルモンと呼ばれています。

「……激しい感情や強い肉体作業などで人体がストレスを感じたとき、交感神経の情報伝達物質として放出されたり、副腎髄質からホルモンとして放出される物質」「アドレナリンとともに、この化合物は、闘争あるいは逃避反応を生じさせて、心拍数を直接増加させるように交感神経を動かし、脂肪からエネルギーを放出し、筋肉の素早さを増加させる」（『ウィキペディア』）

まさに、文字どおりの〝攻撃ホルモン〟です。

辛い、苦しい「苦悩」の正体がわかった

●外敵を知らせる〝アラーム〟

「不安」「恐怖」「怒り」を感じたとき、体内ではこれら〝怒りのホルモン〟〝攻撃ホルモン〟が放出されているのです。これらの毒性は毒蛇より強い。

なぜ、生体はこのような猛毒を体内に生成するのでしょう？

それは、外敵に遭遇したときの〝アラーム（警報）〟だからです。

野生動物をかんがえてみましょう。自然界も、つねに平穏な楽園ではありません。ときには、バッタリ敵に遭遇することもあります。一瞬で平和は破られます。

このとき動物は瞬時に、攻撃か？　逃走か？　判断を迫られます。いずれにしても、眼にもとまらぬ瞬発力が必要です。そのため、副腎から二種のアドレナリンが放出されるのです。

その毒性アラームで、「心拍」「血圧」「血糖」「呼吸」がダーッと急上昇します。

これはすべて、瞬時に筋肉に栄養、酸素を供給するためです。

体内は一瞬で〝戦闘モード〟にきりかわった。相手は自分より大きな天敵だ。

この動物は、瞬時に〝攻撃〟より〝逃避〟を選択します。身をひるがえして全力で疾走し、敵から少しでも逃れます。走る、走る……後ろも振り返らず、死に物狂いで走ります。

こうして安全な場所まで逃れると、激しい息をしながら、身を横たえます。

もう、安心です。命の危険は回避しました。

呼吸をととのえるうちに、体内に放出されたアラーム物質（アドレナリン）の毒性も肝臓で分解され、急速に消えていきます。再び、平和がもどったのです。

このように、毒蛇の数倍もの猛毒性のあるアドレナリン類が体内に放出されるのは、外敵の存在を、体内に知らせる警報の役割を果たすためです。

いいかえると外部攻撃を〝内部攻撃〟に転化し、体内をすべて戦闘モードにするためです。

それは、ストレスホルモンのコルチゾールも同じ。やはり、外部ストレスと闘うため、体内システムに〝喝《かつ》〟を入れているのです。

自然界のメカニズムに、なんら矛盾、無駄はありません。

動物たちは、勝負は一瞬で決めます。その後、ダラダラひきずりません。

嫌みな上司をブン殴れないからムカつく

●攻撃もできず逃避もできず

しかし、人間サマはそうはいかない。これが人間社会の悩ましいところです。

嫌な上司に呼び出される。他の社員の前で、ネチネチ嫌みを言われる。怒鳴りつけられる。当人にとってこのハゲ上司は、まさに〝敵〟そのもの。うつむいて説教を聞いているうちに、心臓がバクバクして、カーッと頭が熱くなり、クラクラしてきた。

これは、〝怒りのホルモン〟アドレナリンが体内に分泌されたため、「脈拍」「血圧」が急上昇したのです。「ああ、このハゲ野郎。ムカムカしてきた」。蛇毒以上の猛毒が、血流にのって体内をめぐっています。

野生の動物なら、とっくにこのハゲ上司に飛びかかって、首ったたまに噛みつき、血まみれにしています。しかし、会社でそれをやったら、即クビどころか警察が来ます。

だからといって、ワーッと叫びながら逃げ出すわけにもいかない。愛しい妻子の顔がちらつく。だから、必死で叱責に耐える。握り締めた拳はぶるぶる震え、脂汗《あぶらあせ》が額ににじむ。

……ようやく解放されても、怒りは収まらない。帰宅途中でごみ箱や野良猫を蹴っ飛ばす。布団に入っても、頭の中で、あの嫌みの野郎が笑っていやがる。

いかん、いかん……またムカムカしてきた。

思い出すだけで、またアドレナリンが放出される。いかん、早く寝なきゃ……ああ、またあのハゲの野郎が……で、一睡もできなかった。

これが、「苦悩」の正体です。

アドレナリンなどは人間にとっては、〝苦悩のホルモン〟といいかえることができます。

不安、恐怖、苦悩は交感神経を緊張させる

●昼間は交感神経、夜間は副交感神経

不安、恐怖、苦悩……これらは、すべて生命波動の乱れです。

わかりやすくいえば、交感神経が緊張し、乱れているのです。

わたしたちの心身をコントロールする神経系を、自律神経と呼びます。

「自律」とは、ヒトの意志とは関係なく制御する、という意味です。

あなたの心臓はなぜ休みなく打ち続けているのでしょう？　それこそ自律神経のはたらきです。

自律神経には二つの系列があります。交感神経と副交感神経です。

交感神経は主に昼間の活動期にはたらきます。

副交感神経は、夜間の休息期にはたらきます。

つまり、自律神経系は昼夜二交代制なのです。

古代、人類は陽の出とともにめざめ活動し、陽の入りとともに休息し眠りについていました。

まさに、野生の動物たちと同じです。

しかし、文明が発達すると、この昼夜の区別がなくなってしまった。

さらに、野生社会とちがって現代はストレス社会です。さまざまな刺激が錯綜しています。

不安、恐怖、苦悩のタネは、どこにでもあります。

すると、これらの刺激により、交感神経が緊張してくるのです。

●血管収縮、脈拍、血圧、血糖上昇

よく見知らぬ人の前で、「緊張してます」と額の汗を拭いたりします。

このとき実際に、交感神経が緊張しているのです。不安、恐怖、苦悩などによっても、交感神経が緊張して神経電流の「波形」がギザギザに乱れます。

交感神経が緊張すると、どういう生理現象が起きるのでしょうか？

まず、心臓の「脈拍」が高まります。

さらに全身の血管が「収縮」、「血圧」「血糖」が上昇し、「呼吸」が速まる。

これは、あの〝怒りのホルモン〟アドレナリンが分泌されたときと同じです。

交感神経の緊張がアドレナリンを分泌させ、アドレナリン放出が交感神経を緊張させる……。

交感神経系とホルモン系は、みごとに連動しているのです。

これら異常な情報の波動刺激は、全身の体細胞の固有波動も乱れさせます。

こうして、体細胞の各臓器や器官、組織の体細胞も〝くたびれて〟いくのです。

交感神経系、ホルモン系の乱れた波動は、体細胞を疲弊させます。それがさまざまな病気を生み出していきます。そして、究極に「疲弊」した細胞が、ガン細胞となるのです。

●自律神経失調症のメカニズム

血管「収縮」さらに「血圧」「血糖」「呼吸」上昇……これらはすべてガンの原因になります。

いずれも生体にとっては非常事態です。

野生動物にとってそれらは、外敵に遭遇したときのみの、一過性の生理反応です。

しかし、現代人にとっては、慢性的な生理反応になっている。

つまり、交感神経がしょっちゅう緊張している。これが、慢性病の原因なのです。

ほんらい自律神経は昼夜二交替制なのに、副交感神経による休息期がまったくない。

二四時間、神経が緊張しっぱなし。ピンピン、ピリピリ緊張した神経電流が流れまくっている。

これでは身体がもちません。これが、いわゆる自律神経失調症です。

現代人の不調、苦悩の正体が、ここにもあります。

■副交感神経が優位なほど生理波動もゆったり

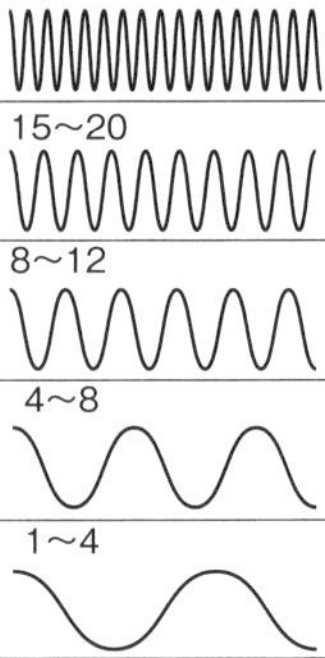

周波数領域 Hz	名称	検出時の状態
40〜	γ《ガンマ》波	視覚処理
15〜20	β《ベータ》波	集中・注意
8〜12	α《アルファ》波	リラックス
4〜8	θ《シータ》波	寝る
1〜4	δ《デルタ》波	寝る（深い）

図1－5

●長息法で副交感神経優位に

この緊張から心身を解放することはかんたんです。休息を担当する副交感神経にシフトすればいいのです。

そのコツは「呼吸」です。自律神経は、われわれの意思と無関係に作用しています。

しかし、例外が一つだけあります。

それが「呼吸」です。

「呼吸」は、みずからの意思でコントロールできます。

イライラするとき、意識的に「呼吸」を深く、長く吐いてごらんなさい。

「脈拍」「血圧」などが静まっていくのを感じるはずです。「長息法」（ロングブレス）により交感神経の緊張が副交感神経優位となって、弛緩《しかん》しているのです。

副交感神経が優位になると「脈拍」もゆっくり

となり、「血圧」「血糖値」も下がります。

波動医学的にいえば、交感神経優位だと生理波動も緊張しています。

波形は小刻みで乱れた波形になります。副交感神経優位では、ゆったり整った波形になります。

脳波のベータ波とアルファ波などを比較すれば、一目瞭然です（図1-5）。

その他、心電図、筋電図などを比較しても同じです。

波動の乱れは体細胞を疲弊させます。

波動の安らぎは体細胞を回復させるのです。

第2章　あらゆる細胞は〝音〟を発している！
――「音響細胞学」の新しい時代が始まる

正常細胞の〝音〟は対称形、ガン細胞は混乱形

●正常細胞はきれい、ガンは醜い

あらゆる細胞は、〝音〟を発しています。

写真2-1は、正常な細胞です。**写真2-2**は、ガン細胞です。

正常な細胞は左右・上下きれいな対象形です。ガン細胞は一目で醜くグロテスクな形です。

これらは、正常細胞とガン細胞が発する各々の〝音〟を図形化したものです。

正常な細胞とガン化した細胞に、ある周波数の音を〝聴かせる〟。

すると、それに反応してこれら細胞が発する〝音〟の波形はそれぞれ異なった形をしています。

反響音の形は、その細胞波動が〝正常〟か〝異常〟か、目に見える形で教えてくれるのです。

すべて正常細胞は整った〝音〟を発し、ガン細胞は乱れた〝音〟を発しているのです。

■健康な細胞は全て左右対称のきれいな波形です
（細胞のサイマティック画像）

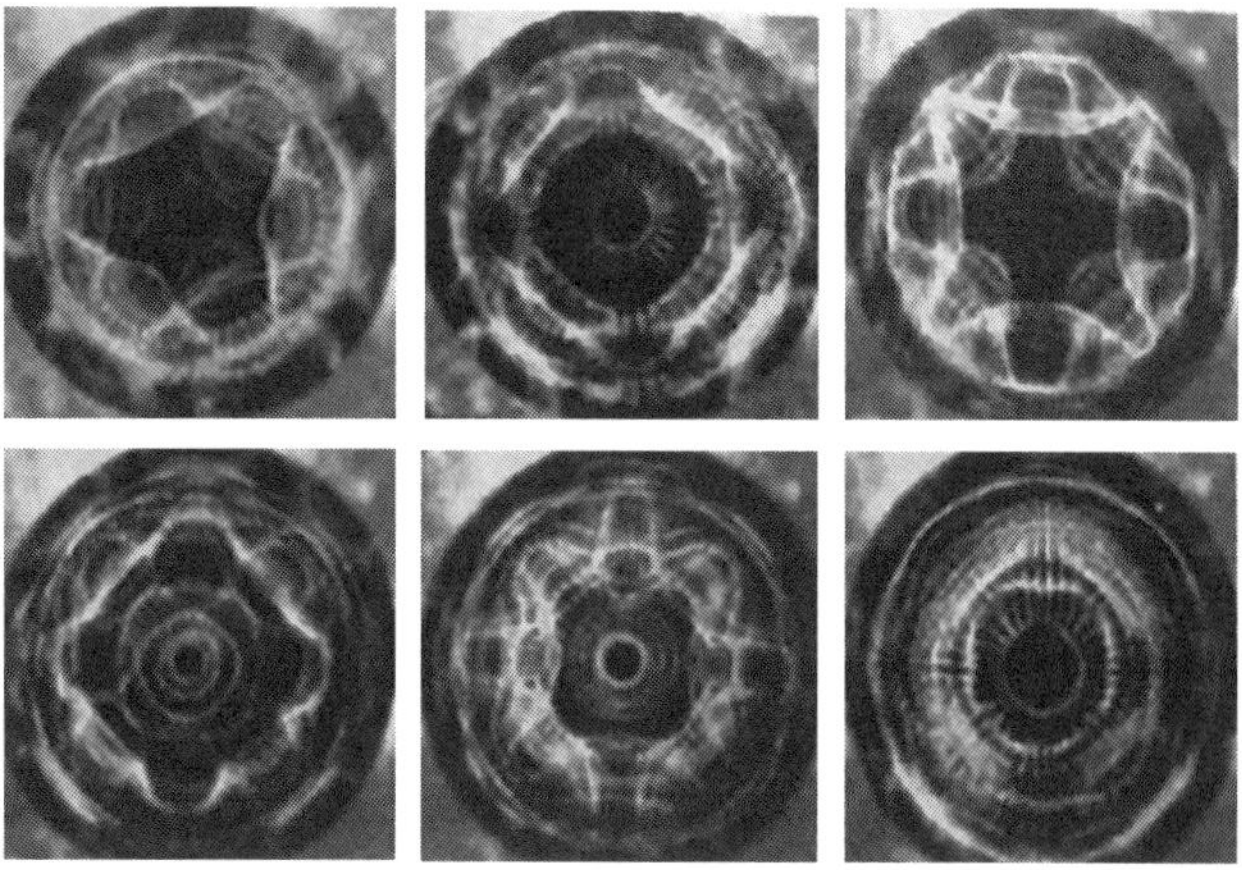

写真2－1

■ガン細胞の“音”は、乱れてパニック状態だ

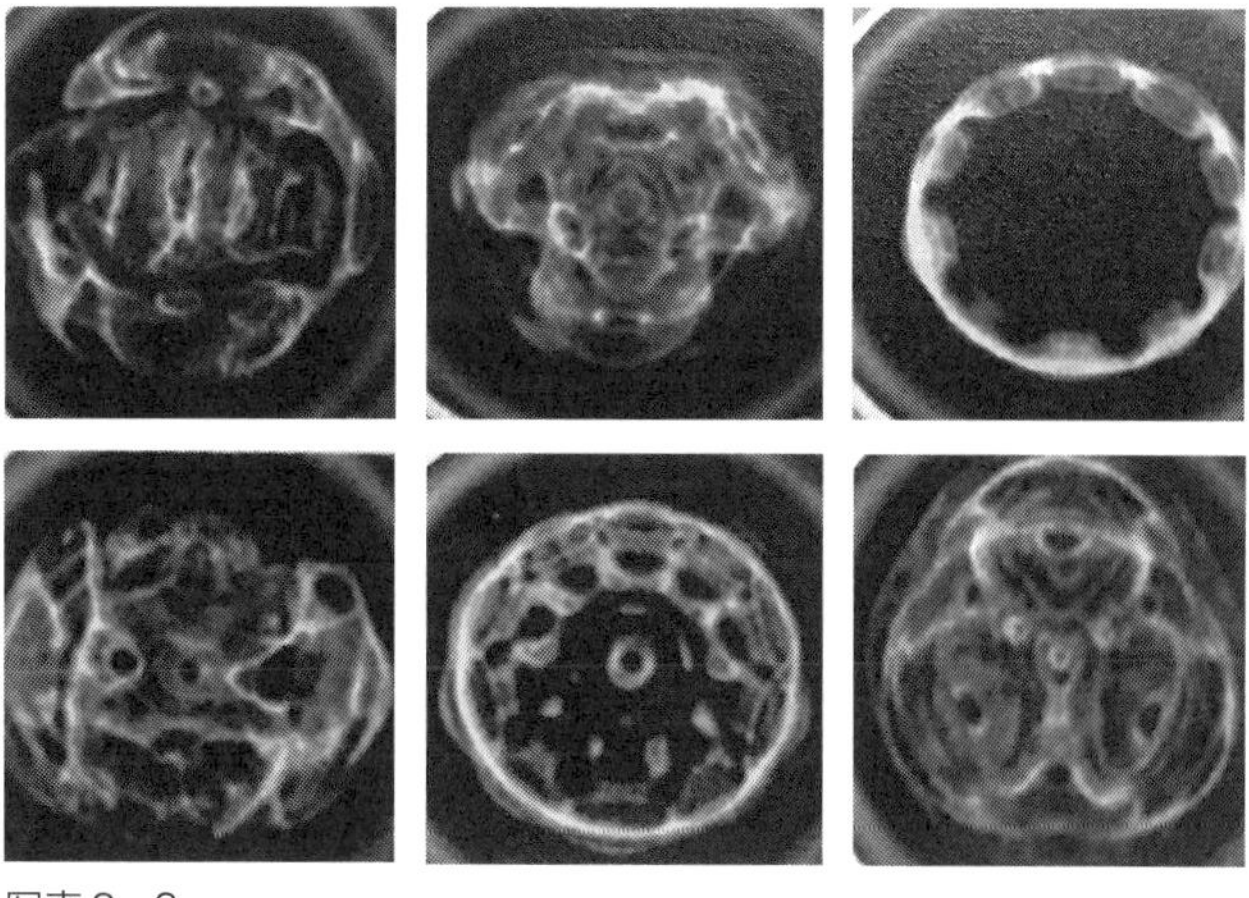

写真2－2

〝音〟を細胞に〝聴かせる〟ことで、正常細胞とガン細胞を判別する。

これは、ジェームズ・ギムゼフスキー教授とアンドリュー・ペリング博士（米カリフォルニア大学ロサンゼルス校）の発見です。

用いたのは「原子間力顕微鏡」という特殊装置。これは、原子と原子の間にはたらく力を検出し、画像を得る特殊顕微鏡です。

二人の研究者は、世界で初めて〝細胞が音を発する〟ことを発見したのです。

さらにおどろくべきは、各々の細胞が発生する〝音〟は、人間が耳で聞こえる〝音〟だった。

つまり、人の声と同じ可聴域音です。

わたしたちは、ガン細胞が発する〝声〟を、耳で聴くことができるのです！

新しい「音響細胞学」でガンを診断できる

●ガン細胞が発する悲鳴

各々の細胞が、各々の〝音〟を発生させている。

その〝音〟の波形や図形を観察することで、その細胞の状態を観察できるのです。

これが、人類にとってまったく新しい学問「音響細胞学」（Sonocytology）です。

さて、ガン細胞が発する〝音〟が、どうして乱れた図形を描くのでしょう？

それは、ガン細胞が発する生命波動が乱れ・て・い・る・ことを意味します。

つまり、ガン細胞は〝くたびれて〟いるのです。だから、発する〝音〟も疲弊しています。

わたしたち人間も、苦しいときや病気のときは呻き声をあげます。

耐え難い苦痛には絶叫します。

同じように、ガン細胞が発する乱れた波形は、疲れて病んだ細胞が発する〝悲鳴〟なのです。

●正常音に〝共鳴〟させ治療

ここに、ガン治療のヒントがありそうです。

「波動医学」の原理を思い起こしてください。

「……あらゆる臓器は、固有周波数で〝振動〟している。病んだ臓器は、乱れた周波数で〝振動〟している。だから、固有周波数との〝ズレ〟を測定すれば、臓器がどれだけ疲弊して病んでいるかを診断できる。つぎに、〝くたびれた〟臓器に、正常な固有周波数の波動エネルギーを送り込んでやる。すると、〝共鳴〟原理により、臓器の乱れた周波数は、正常な周波数に近づいていく」（拙著『未来を救う「波動医学」』共栄書房、参照）

同じことが、ガン細胞にもいえるでしょう。

ガン細胞は、固有周波数からずれて乱れた「波動」を発生している。

それは、今回のギムゼフスキー教授らの「音響細胞学」で証明されました。

なら、次の段階です。ガン細胞に正常な〝音〟を聴かせるのです。

すると〝共鳴〟現象で、ガン細胞の発する〝音〟も正常な音に近づいていくはずです。

●生命と〝音〟の神秘

さらに興味深いのは、これら「音響細胞学」で用いられるのが可聴域の音だということです。

「……〝音〟による治療の謎を解き明かせば、『生命そのものと〝音〟の関係』の科学を明らかにすることになるだろう」

二〇一七年一二月二七日、音楽療法の研究者、ジョン・スチュワート・リード博士の展望です。

写真2-3は、二〇一八年に発表された、「音響細胞学」によって表現された細胞群。まるで写真アートです。

これは各々の細胞が発する波動エネルギーが描かれているのです。

同じことが夜空の星にもいえます。

細胞であろうと惑星であろうと、固有の周波数で振動しています。

だから、固有波形があらわれるのも当然でしょう。

■「音響細胞学」のサイマスコープが描く映像

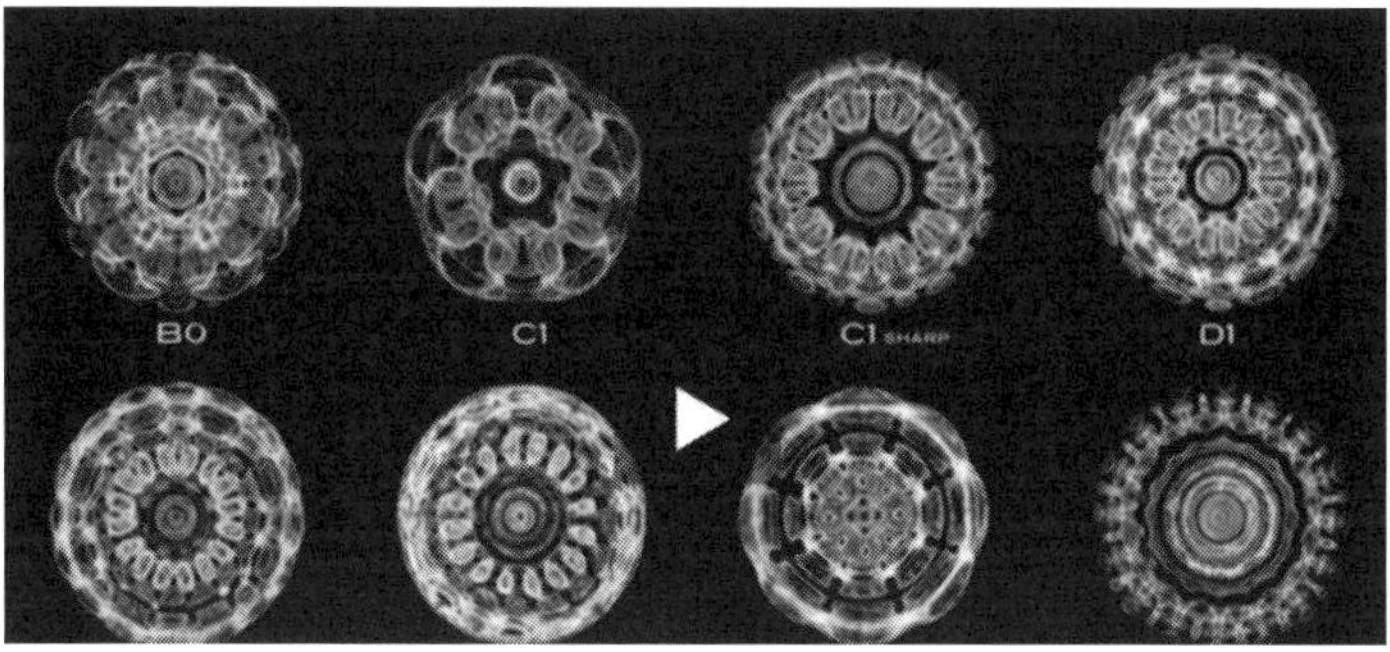

写真2-3

音を可視化する顕微鏡サイマスコープ

●世界が驚嘆、科学音響機器

これまでの医学では、外見で正常細胞とガン細胞を判別することは不可能でした。

「医学はガン細胞の定義を諦めました」と、近藤誠医師（慶応大医学部講師）は、わたしの取材に嘆いたものです。

「外見が醜《みにく》くてもおとなしい細胞もある。外見がきれいでも凶暴な細胞もある」（同医師）

この課題をいま「音響細胞学」が解決しようとしています。

以下、その解説です。

「……水中で音を可視化する世界初の科学音響機器が〝サイマスコープ Cymascope〟です。

これは、外科医が手術中に健康な細胞とガン性細胞を区別するのに役立つでしょう。

ガン性腫瘍を摘出するために手術するばあい、外科医が腫瘍のふちにある健康な組織とガン組織を区別するのは難しい。音響物理学の研究者J・S・リード博士（前出）によって開発されたサイマスコープ装置は、現在、この課題に取り組むために使用されています。

将来、細胞のサイマティック画像を作成することにより、ガン手術の成功率を高めることができます。『サイマティック』という用語は、音が水面などの膜にぶつかると音を可視化するという原理に基づき、〝可視音の科学〟という意味です」（『Advances in Intelligent Systems and Computing』より）

●あらゆる科学で応用できる

すでに、このサイマティック機器を活用して、脳外科手術の現場で、外科医が正常な脳細胞と脳腫瘍細胞を識別しています。

さらに、現在では、このサイマティック機器による細胞の分類法も確立されています。

『ヘルスヨーロッパ』誌の編集者が、リード博士にインタビューしている。

「……サイマスコープ装置は、音の波動を純水の表面に〝刻印〟します。そのことで〝ガラスの指紋〟のように、音を可視化できるのです。純水の表面に光を〝まぶして〟、結果として生じるサイマティック・パターンを可視化します。

このようなパターンは〝ファラデー波〟としても知られています。サイマスコープは、音の周期性を、水ウェーブレットの周期性に変換し、文字どおり音を可視化するのです。サイマスコープ装置は、血液学、心臓病学、神経学などの幅広い医学を含む、さまざまな科学分野での調査研究に使用できます」（リード博士）

全身細胞に調和音を聴かせれば細胞は正常化する

●〝音〟が病気を治す原理だ

〝音〟がガンを治す──第一の原理が「細胞内調和」です。

哲学者であり科学者であった古代ギリシャのピタゴラスは、二五〇〇年前すでに、「〝音〟は病気を治す」と記《しる》しています。

「……薬の代わりに適切な方法で音楽を使用することは、人間の健康に大きく貢献する」

さらに、自然界の〝音〟にも着目しています。

「……鳥の声や木々の音が、植物あるいは他の生物たちの成長を促《うなが》しているのかもしれない」

つまり、水のせせらぎ、鳥の鳴き声、木の葉をわたる風などの自然音こそ、生命の根源を養うものだろう……と、推測しているのです。

ピタゴラスに由来するもう一つの学説があります。「天球の音楽」理論です。

これは「星はそれぞれの音を発している」ために、「各惑星が、ある〝楽音〟に対応し、それらがハーモニーを形成している」という説です。じつに、ロマンチックな理論ですね。

このピタゴラスの学説は古代哲学者の夢想かと思いきや、なんとこちらも証明されたのです。

二〇一五年、英ヨーク大学は、以下の記者発表を行い世界のメディアを騒然とさせました。

「……ヨーク大の科学者たちを含む研究チームは、偶然に以下の事実を発見した。天空の星たちは、おのおの〝音〟を作り出しているという実験的証拠を得た」

事件は超高速度レーザーとプラズマターゲットの相互作用を調べる実験中に起きた。

研究チームは、予想外の〝何か〟を観測したのだ。調査した結果、それは、宇宙にある星たちが発する固有周波数の〝音〟だった。

「……夜空の星は歌っている」

まるで歌の文句ですが、実際に星々は、みずからの歌を歌っていたのです。

古代から伝わる占星術は、その〝聞こえない〟音に耳を傾ける学問だったのかもしれません。

●全細胞に音を聴くアンテナ

さらに、東北大学医学部は、全身の体細胞には、すべて〝音〟を感知する〝アンテナ〟（繊毛）があることを発見しています。

ヒトは耳だけで〝音〟を聴いているのではない。

全身の細胞で聴いている。

■人体は60兆の体細胞で“音”を聴いている

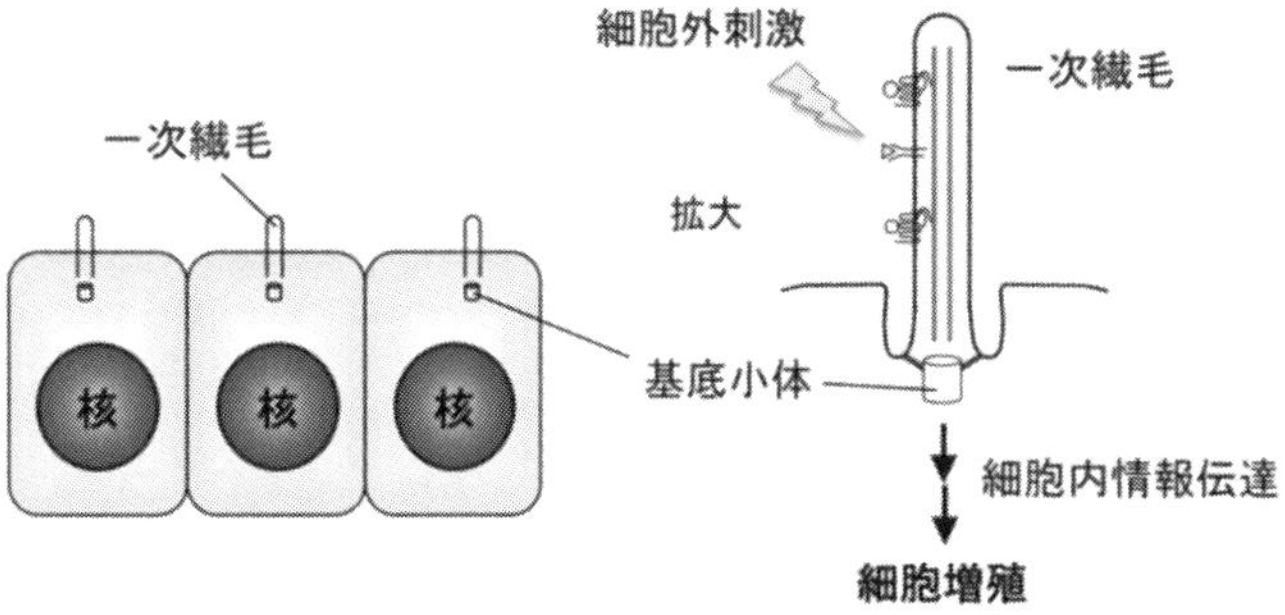

図2-4　細胞増殖を調節するアンテナ「一次繊毛」の仕組み

だから、全身細胞に調和のとれた〝音〟を聴かせれば、全細胞はその〝音〟に〝共鳴〟し、調和のとれた細胞波動（生命波動）にもどっていく。

これが、〝音〟が病気を治す原理です。

ここにも、「波動医学」の根本原理が隠れていたのです。

ちなみに、オーディオ・ファンの間でいま、CD離れが加速しています。

それは、CD音源が録音の時に、可聴域以外の周波数（四〇ヘルツ以下の低音域と四万二〇〇〇ヘルツ以上の高音域）をカットしているからです。

つまりCD技術者は、「これらの音域は耳で聴き取れない。だから、録音する意味がない」と考えた。

しかし、じっさいは、人間は耳以外の体細胞でも聴いていたのです。

よく「音を体感する」といいます。

技術者の浅知恵は、そこに気づかなかった。

いまやLPレコードの売上が伸び、CDは下がっています。

より「自然音」に近いアナログに、音楽ファンは回帰しているのです。
デジタルからアナログへ――。これも、現代文明の原始回帰現象の一つでしょう。

●活性代謝〝熱〟でガン消滅

〝音〟がガンを治す――第二の原理が「細胞内発熱」です。

「ガン細胞は熱に弱い」。これはもはや常識です。ガン細胞がもっとも活性増殖するのは低体温の三五℃です。そして、ガン患者には三五℃台の人が多い。

ガン細胞じたいが低温細胞なのです。そして、正常細胞は高温細胞です。

調和のとれた自然音は、細胞アンテナを通じて各々の細胞にも感知されます。

同様に疲弊したガン細胞にも感知されます。

その調和のとれた周波数と波形は、ガン細胞の混乱した周波数と波形を、〝共鳴現象〟により整ったものに変えていきます。混乱したガン細胞の周波数と波形も、調和をとりもどします。

それは、生命波動が調和をとりもどしたことを意味します。

生命活動が刺激され、細胞内代謝も活発化します。

細胞は酸素をエネルギー源にして、活性化する。こうして細胞内温度も上昇します。

すると、一部のガン細胞は正常細胞に変化する。

そして、他のガン細胞は、みずからの高温により死滅し、分解され、消えていく。

そのメカニズムは――

……自然音→ガン細胞→〝共鳴〟現象→代謝促進→細胞発熱→ガン消滅……

●ガン細胞は古代に先祖帰り

そもそもガン細胞は、酸素欠乏により疲弊した細胞です。酸素がない状態でなんとか生き延びようとしています。わたしたち人類の細胞も約二〇億年前は単細胞で酸素なしで生きていました。エネルギー源は糖分を分解して得ていたのです（解糖系エネルギー）。

そこに、ミトコンドリアという微小生命体が寄生してきます。はやくいえば〝居候《いそうろう》〟です。

これを細胞内共生と呼びます。

われわれ人体の体細胞も、さまざまな微小生命体の〝寄せ集め〟なのです。

この居候ミトコンドリアは、間借りの謝礼に、酸素結合エネルギーを提供します。こうして約二〇億年前、われわれの先祖は、原始細胞から酸素をエネルギーとする細胞に進化したのです。

つまり酸欠状態で生き延びるガン細胞は、はるか古代の原始細胞に〝先祖帰り〟した低温細胞なのです。

音響による波動刺激で「低温細胞」が「高温細胞」に変化する。

そうすれば、ガン細胞が消滅するのもとうぜんです。

血流改善、体温上昇でガンも癒す「音響チェア」

●背中から音響刺激で全身に

――調和のとれた音響波動は、ガン細胞の波動を正常化させる。

さらに、細胞の代謝を活性化させ、発熱させる。そしてガンは消滅する。

この原理を「波動療法」に導入したのが「音響免疫療法」です。

この療法をじっさいに行うのが「音響チェア」です。

「……ガン細胞を発熱させる骨伝導の身体への〝響き〟は、熱に弱いガンを消滅させせます」

発明者の西堀貞夫氏は、波動エネルギーの発熱効果に自信を示します。

じっさい、「音響チェア」を体験したほぼ全員に、体温上昇が確認されています。

なかには二℃も体温が上がったひともいます(**写真2-5**)。

「音響チェア」は、背中の当たる位置に七つのスピーカーがあり、そこから音響刺激を与えます。

スピーカー全面に「中空ストローファイバー網構造体」が装着されています。

その細い空洞でおびただしい「倍音」が発生し、きわめて「自然音」に近い響きとなります。

それが、背中から骨伝導で脊椎、脊髄を振動させ、中枢神経、脳に伝わります。

さらに、音響振動は全身の体細胞に感知され、個別の細胞波動を調和させ、かつ代謝促進で細

■「音響チェア」代謝を活性化し体温を上げる

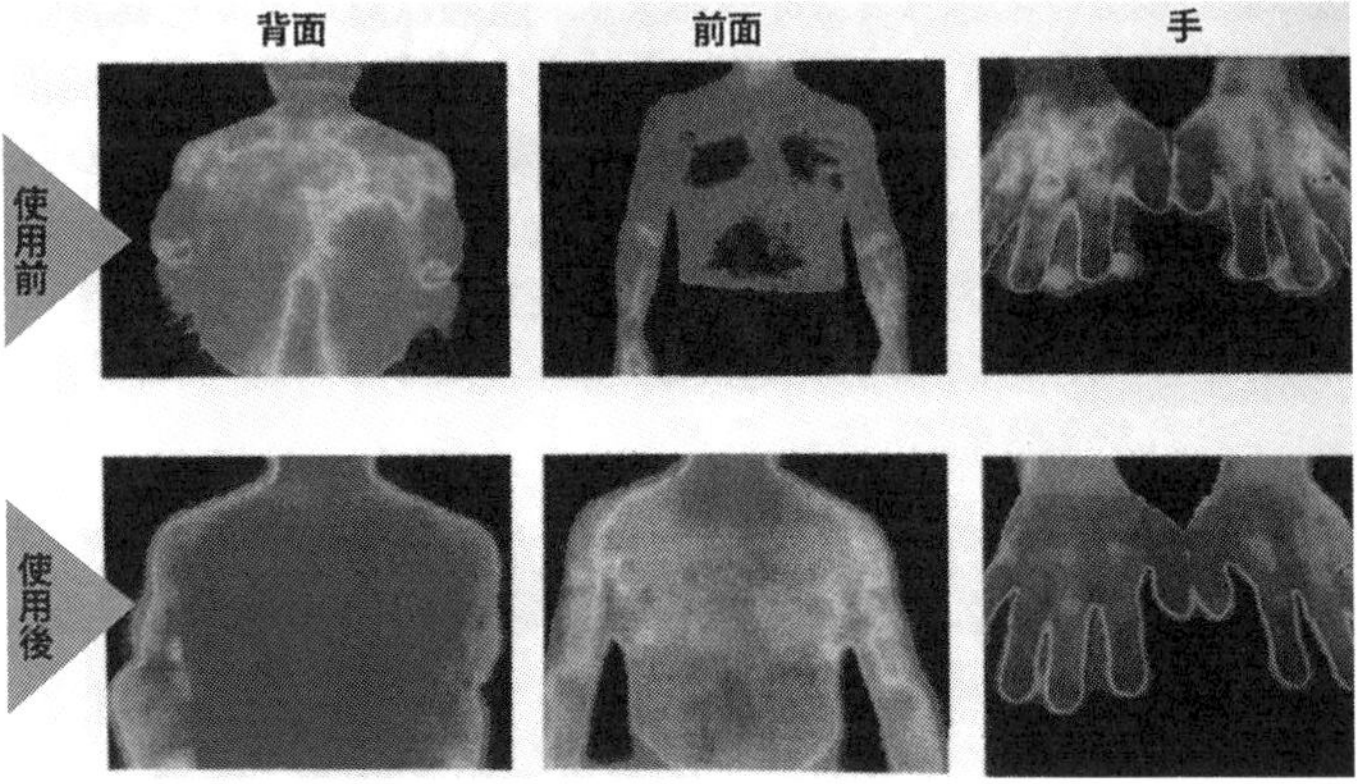

写真2−5

胞温度を上昇させます。さらに、副交感神経リラックス、連銭結合の解除、赤血球（磁性体）振動効果……。

これらが、「音響チェア」で被験者の体温が上昇する原理です。

●なぜ胎児の体温は三八℃？

「ガン細胞を発熱させる骨導音の響きは、細胞のガン化を防ぎます」（西堀氏）

彼は、母胎内の赤ちゃんに着目します。

「……お母さんの羊水の響きは、胎児を三八℃に温め、水分八〇％の若い細胞を育てます。空気の耳の音では、胎児は育ちません。胎児は脊髄の感覚器官で水の波紋の響きで〝音〟を感じています。脊髄（中枢反射神経）の感覚器官に映画・テレビ・音楽を『音響チェア』で自然音に換えて聴かせることで、体温を（胎児と同じ）三八℃に温め、熱に弱いガンに打ち勝つ体質にするのです。赤ちゃんにガンはない、コロナに感染

しないのはこのためです」(同)

それは、万病についていえます。低体温は万病の原因です。

だから、体温の低い陰性体質の人は、まさに病気の問屋なのです。

体温の高い陽性体質の人は、エネルギッシュで病気を寄せ付けません。

「……『音響チェア』による身体への骨導音の激しい響きで、ガン細胞が発熱し、熱に弱いガン細胞を消滅させます。二一世紀は、抗ガン剤を使わず、身体への響きでガンに勝つ時代です。まさに『音響医学』の時代なのです」(西堀氏)

〝音〟の波動科学が、生物の謎を解き明かす

●すべての物質は〝波動〟だ

以下、J・S・リード博士(前出)の論文より(要約)。

〈「音響細胞学」は、生物学や医学の謎を解き明かせるか?〉

……〝波動〟は、すべての物質の中心に存在する。すべての雨滴、水晶、星、細胞、植物、木

……生物は〝波動〟する物質から形成されるから、人間は〝波動〟する有機体である。

私たちの肉と血は、たがいに調和し、体の構成要素を形成する生物学的物質として現れる電磁

波の周波数の、微細な網目模様で構成されている。

そして、演奏者が楽器を調整し、互いに整列させるオーケストラのように、生体組織も絶妙に調和したバランスで保たれている。

しかし、病気のときは異なる。〝オーケストラ〟の一人または複数の〝プレーヤー〟が不和を生み出す。私たち生物にとって、不自然な〝波動〟を生成し、不均衡が生じる。

天才ピタゴラスは、こうのべている。

「音楽を適切な方法で使用すれば、医学の代わりに健康に大きく貢献できる」

音楽療法は、すでに現代では確立している。

しかし、それはピタゴラスの原理を部分的にしか検証していない。

〝オーケストラ・モデル〟にもどってみよう。

あまり知られていないが、音楽内の個々の周波数も身体の癒しに役立っている。

●サイマティック・パターン

（続き）われわれの仮説の生物学的メカニズムは、全細胞に特徴的な一次繊毛に関係している。

体細胞の表面には、内在性たんぱく質（ＩＭＰ）として知られる多くの突起がある。

その一種は赤外線に反応するアンテナのような構造である。

それは、音の特定周波数のような波動に対して、特定の共振周波数を持っている。

その特定周波数でのみ、最大励起されるのである。それは、音叉《おんさ》と同じ機能である。

病気のいくつかのカテゴリーを見てみよう。

特定の体細胞は、外傷、病原菌、毒物などで〝静止〟状態に固まる。

この状態では、体のシステムで細胞が効果的に〝眠って〟いて複製されていない。

これは細胞周期G−0期として知られる。

このとき身体バランスが崩れ、病気を引き起こす。細胞は深い催眠状態にあり、非常に長い間、このままでいる可能性がある。細胞を目覚めさせなければならない。

複製準備G−1期に向けて始動させなければならないのだ。

このとき、特定周波数の〝音〟が、一次繊毛を通じて細胞にエネルギーを与えるのだ。

〝音〟が細胞内に入る。すると、「サイマティック・パターン」として知られる〝音響エネルギー〟パターンが、全細胞の表面膜にあらわれる。

私たちの研究によれば、IMP、とくに一次繊毛に作用し、細胞を刺激して、G−0期からG−1期に移行し、最終的に健康状態にもどる。

この正常化をサポートするのが、これらの波動パターンである。

我々は、その証明に着手している。（論文以上）

水滴表面に〝音〟の画像が出現した！

●美しい図形、醜い図形……

リード博士らは、水滴表面に出現する〝音〟のビデオ映像（サイマティック・パターン）の撮影に成功している。

〝音〟を聴いているとき、細胞に何が起こっているか？

「……〝音〟が耳に調和しているときは、いつでも細胞膜と内部の水分は美しいパターンを現します。しかし、大音量や不協和音は、体のなかに歪んだ、醜いパターンを出現させます」（リード博士）

これは不思議である。細胞は、美しい音と醜い音を聞き分けている！

それを、美しい図形・醜い図形で表現しているのだ！

どうして、このようなミステリアスなことが起きるのだろう？

●血液に音楽を聴かせる

「……注目すべきは、水滴がたがいに（約四ミリと）非常に接近しているにもかかわらず、さまざまなサイズの滴が、〝音〟に異なる反応を示すことが判った。細胞が音響エネルギーを吸収す

■サイマスコープでガンを識別している外科医

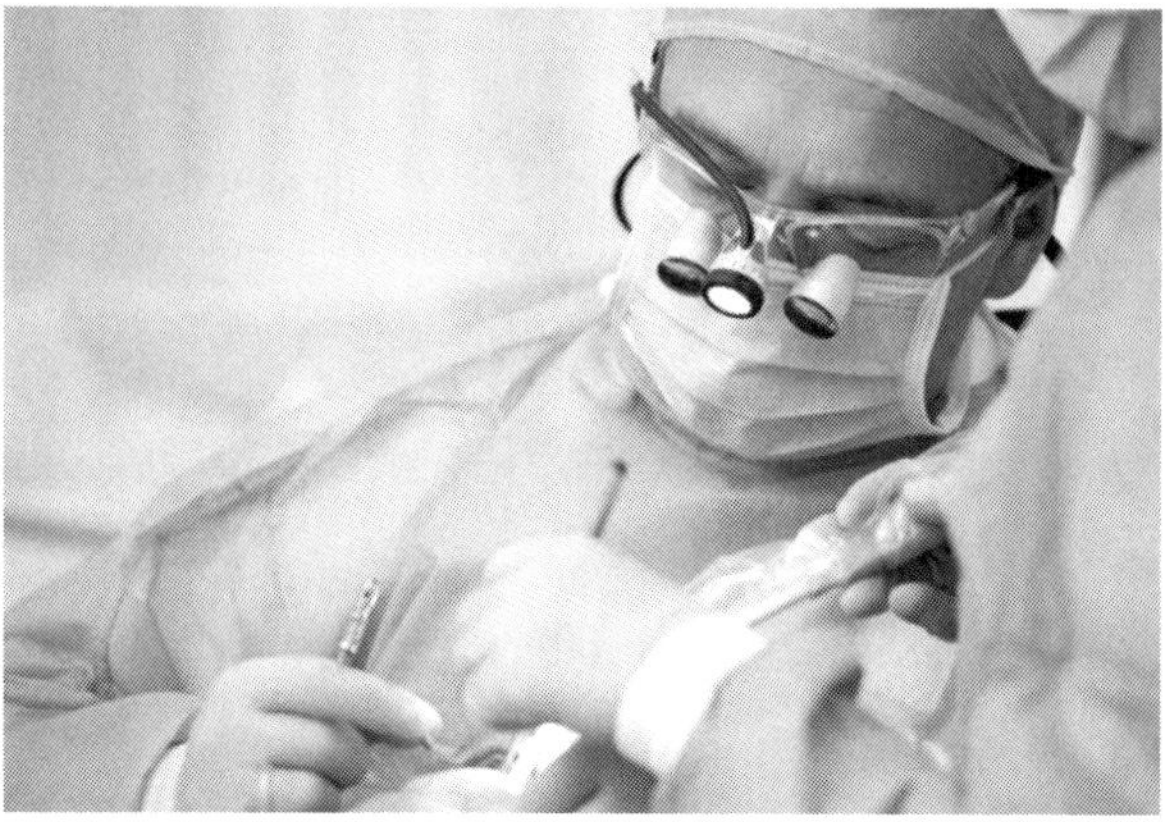

写真2−6

るとき、〝共鳴〟現象が主要な役割を果たしているようだ。よって、一次繊毛では同じ〝共鳴〟法則が適用されるだろう。細胞分裂を促進し、治療効果を刺激する。そのために正しい音響周波数を注入することが重要になる」（リード博士）

博士たちは、血液を用いた実験も行っている。

血球細胞に、さまざまなジャンルの音楽と周波数を〝聴かせて〟、細胞寿命がどれだけ延びるかを確認するという。

血球細胞の寿命が延びる、ということは、それだけ血球細胞が生命力を得たことになる。

「音響チェア」の実験では、血流がサラサラに流れやすくなる現象が証明されている。

音響の波動刺激が、赤血球の性質にまで影響を与えているのだ。

リード博士らの実験は、血液にジャズやクラシックなどを聴かせるのだろう。

文字通り〝血が騒ぐ〟実験ではある……。

「……私たちの体の細胞すべてが音、あるいは周波数による影響を受けているのならば、それぞれの『音の作用と役割』がわかれば、『音を使って細胞レベルで病気の治療をする』ことが可能な未来の人類社会もあり得るのかもしれません」（「In Deep」より）

〝音〟は植物成長も促す？

過去の論文のなかに興味深い記述がある。

高周波域にある超音波は細胞を刺激する、という。それは「器官形成に関わる」。

今は、胎児の性別などを診断するため超音波画像の撮影がふつうに行われている。

しかし、未知の悪影響が生じる怖れがある。

さらに、植物の成長にも〝音〟は影響する。葉、茎、花の成長を実験してみる。

すると低い超音波を当てると無音のばあいより、成長率が数倍も大きくなることが証明された。

さらに、植物の成長には、自然音の刺激も大きな役割を果たしているようだ。

鳥のさえずり、木の葉のざわつきなどの〝音〟が植物の成長をうながしているのである。

たとえば多くの鳥は、六〇キロヘルツの低い超音波でさえずる。

これは、人間が聴くことのできるもっとも高い周波数より三倍も高い。

そして、木々の葉が風に揺られる〝音〟は、低超音波も含まれるノイズだ。

「……もしかすると、鳥の歌や木の葉による音の振動と植物の成長の間には、何らかの関係が存在するのではないか？」（リード博士）

細胞の「呼吸音」に耳をかたむける

●細胞の呼吸音を〝視る〟

「……脳細胞を除くすべての細胞は、自然な呼吸をしている。この細胞の動きは、人間の耳には聞こえない〝音〟を生み出す。ソノサイトロジー（音響細胞学）の新しい科学は、二〇〇二年に、ジェームズ・ギムゼフスキー博士によって発見された。二〇一七年、リード博士は、ラトガーズ大学のソン・チョルジ教授と共同で、この概念をさらに探求し、ガン細胞の音と、正常細胞の音を区別して、ガン関連研究での第一歩を踏み出した」（「In Deep」より）

この「音響細胞学」が、わずか三、四年前に確立した新しい学問であることがよくわかる。

ギムゼフスキー博士は、あらゆる細胞が独自の〝歌〟を歌っていることを発見した。

ソン・チョルジ教授とリード博士は、さらにその原理を応用して、健康な細胞の〝音〟を聴き、サイマスコープで可視化したガン細胞の〝音〟（画像）と比較した。

「……一般的に、ガン細胞は混沌とした〝音〟を発します。しかし、健康な細胞は、調和のとれた〝音〟を発します。これらのサウンドをサイマスコープ装置に注入すると、表示される二種類のサイマティック・パターンが大幅に異なります。健康で調和のとれた〝音〟では、非常に美しく対称的なパターンが見られ、ガン細胞では通常、醜い歪んだパターンが現れます」（リード博士）

●これは「波動医学」の勝利

これほどまでに「音響細胞学」は新しい学問だ。

だから、サイマスコープによるガン細胞と正常細胞の比較画像も、メディアには一切露出していない。それどころか、医学関係者でも「初めて聞いた！」という人がほとんどだろう。

これは、発明者リード博士が述べるように、ガン研究に大きな衝撃を与えるだろう。

さらに、他の医学、生物学の分野でも、新しい地平を拓《ひら》くだろう。

このリード博士の成果は、「波動医学」の勝利でもある。

いまだに「波動医学」というと、反射的に「オカルトだね……」と嘲笑、冷笑する医学者があまりに多い。その視野の狭さは本人の自己責任だ。しかし、この新しい学問を卑下、黙殺しているうちに、世界の医学研究は、これほどまでに急速に進化しているのである。

まず脳しゅようの外科手術で導入

●最先端の量子力学を活用？

「……サイマスコープはライトリングを使用して、水面のホコリを払い、従来のデジタルカメラを使用して画像をキャプチャー（取り込み）します。手術のセットアップは大幅に異なりますが、基本的な概念は外科医の眼鏡に直接カメラフィードを提供します。デジタルカメラによってキャプチャーされた画像は、プランク分布方程式（ＰＤＥ）と呼ばれるプランク放射式の一般化された形式を使用して、定量的に分析します。ＰＤＥに基づいて定式化された新しい〝プランク・シャノン〟分類法は、ガン細胞と正常細胞の〝音〟からサイマティック／ファラデー波画像を区別することに成功しました」（リード博士）

あまりに専門的で理解が困難だ。

しかし〝プランク定数〟など最先端の量子力学の手法を用いているようだ。

「……この新しいテクノロジーの結果として、外科医の眼鏡に装着できるデバイス（装置）を想定しています。外科医が腫瘍を観察すると、組織全体をゆっくりとスキャンするラマン分光レーザープローブを使用します。このプロセス中、レーザービームは、一つのセルだけでなく、通常の数千のセルの〝音〟によって変調され、信号をレーザーセンサーに送り返します。その後、信

号が復調され、サイマスコープに注入されるのです」（同博士）

これだけ精密なシステム装置が、外科医の眼鏡に装着できることも驚きだ。

「……外科医の眼鏡では、レーザービームがガン性組織から健康な組織にスキャンされるときに、サイマティックな画像が表示されます。したがって、メスを使用する場所を非常にかんたんに特定できます」（同）

●ガン「病理検診」を自動化

――リード博士とソン教授は、ガン手術をより成功に導く方法を開発し、ガン診断の「組織病理学」を自動化することを目指している。

現在の「ガン検診」は、まさに病理医が、その日の〝気分〟で決めている。

気分がいいと「ガンじゃない」。気分が悪いと「ガンだよ！」。

こうなると医学というより犯罪だ。

それに比べ、リード博士らが発明したとサイマティック（音響細胞学）は、はるかに科学的といえる。これが導入されれば、全世界のガン〝診断〟を行ってきた病理医は、全員失業だろう。

全世界の医学者よ、「波動医学」の驚異の成果に刮目《かつもく》せよ！

第3章

「気」「血」「水」の流れをスムーズに……

――「生命」の本質は、「波動」と「流れ」である

一〇年で一〇倍！　人類史を変えるビーガン革命

●「食」は「血」「肉」となる

――「食」は「血」となり「肉」となる――

人間の存在は、「食」とは切りはなせません。

これは、生理学の根本理論です。日々食べた物が、あなたの身体をかたちづくります。

つまり、「食」は「生命」の「材料」です。

悪い食べ物は、悪い原材料です。それは悪い身体しかつくれません。

「食」という漢字を分解すると、「人」を「良」くする――と読めます。

良い食事をすれば、良い人生を送れるのです。

今、世界でビーガンが爆発的に増えています。

とくに欧米でいちじるしく、一〇年で一〇倍といってもいいほどの勢いです。

わたしは、これを人類史における一大革命ととらえています。――ビーガン革命です。

なぜ、欧米で若い人を中心に、動物食（アニマルフード）ばなれが進んでいるのでしょうか？

それは、動物食中心の欧米食が、完全に誤っていたことに人々が気づき始めたからです。

欧米食こそ人類最悪の食事である。

その事実に、ヨーロッパやアメリカの人たちが、気づき始めたのです。

●ビーガンパンダが元気なわけ

野生の動物たちは、どうして、あれほど躍動的で優美なのでしょう？

それは、かれらは食べていいものを食べ、食べてはいけないものは、食べていないからです。

それぞれの動物で、それぞれ生理機能は異なります。

野生のパンダは、笹ばかり食べています。偏食そのものですね。

かれらは肉も魚も食べない。まさに、ビーガンです。

しかし、竹や笹しか食べなくても、あの大きなころころした体ができあがる。不思議です。

研究者が、そのナゾを解明しています。

じつは、パンダの腸内には、特殊な菌が大量に生息しています。それらは、パンダが食べた笹や竹の成分を分解して、パンダに必要なすべての栄養分を生成していたのです。

これを学界では〝パンダ菌〟と名づけています。

真の栄養学は、腸内細菌のはたらきも考えないと、なりたたないのです。

歯並び、唾液、消化器が教えるベストの食事

●ヒトはほんらい草食動物です

野生動物たちは、「食べていいもの」「食べてはいけないもの」をわきまえている。

なら――人間のばあいは、どうでしょう？　あなたの体がちゃんと教えてくれています。

以下の三つが「食べていいもの」を教えてくれます。

（1）歯並び：あなたの口の中をみてください。臼歯：門歯：犬歯の比率は五：二：一です。
つまり、少なくとも穀物五、野菜二、動物一の割合にする。

しかし……と、菜食を推奨する学者は、指摘します。

「ヒトの犬歯は完全に退化して、もはや肉食にはまったく適さない」

本当の犬歯を知りたかったら、お宅で飼っているペットの犬や猫の口をのぞけばよろしい。

その威力を知りたかったら、口の中に指をつっこんでごらんなさい。

ギャア！　という叫び声とともに、あなたの指はその〝威力〟を思い知るでしょう。

(2) 唾液：トラやライオンなど肉食獣の唾液のｐＨは酸性です。
それは、肉を消化するためです。
しかし、ヒトの唾液のｐＨはアルカリ性です。それは、穀物を消化するためなのです。
だから、唾液も穀物食が適していることを教えています。

(3) 消化器：肉食獣にくらべてヒトの消化器の長さは約四倍も長い。
それは、穀物などをゆっくり消化吸収するためです。
ぎゃくに肉食獣の消化器が短い。
それは、肉の良い栄養だけ吸収して、悪い成分をはやく排泄するためなのです。

以上――（１）歯並び、（２）唾液、（３）消化器が教えているのは、ヒトはそもそも草食動物である、ということです。
だから、欧米で若者を中心に進むビーガン革命も、ヒトとしてほんらいの理想的な食事に回帰しているだけです。

肉食者こそ奇人・変人である

●なにを食べるか自由だが

肉も魚も食べない——というと、現代では奇人変人あつかいです。

しかし、大自然の摂理からいえば、肉や魚をモリモリ食べている現代人こそ、まさに奇人変人なのですね。

と……ここまでは、理想論です。でもねえ……と、首をかしげている人もいるでしょう。

人類はいっぽうで、食文化というものを築いてきました。

さまざまな料理文化も、人類の財産の一つです。個々人の趣味嗜好もあります。

だから、わたしはあなたにベジタリアンになりなさい、ビーガンになりなさい、と勧めているのではありません。

何を食べるか？　食べないか？　それを決めるのは個人の権利です。

それこそ、憲法第一三条が規定する幸福追求権です。

肉が大好きな人が三食ガンガン肉を食べる。それは、個人の選択権です。

第三者が「ああしろこうしろ」というのは、余計なおせっかいというものです。

ただ、お肉が体にいいと信じて食べまくるのは、滑稽というより危険な行為です。

それは、わたしの一連の著作で豊富なエビデンス（証拠）とともに示しています。

あとは、ご自分で、自分なりの「食」のライフスタイルを決めればいいのです。

ただし――！　〝ガン〟と診断されたかたは、ちがいます。

●動物食はスッパリやめる

この本を手にとったあなた。もしかしたら病院で〝ガン〟と診断されたのではないですか？

あるいは身内が〝ガン〟と告知された。

心配で夜も眠れない。ワラにもすがる思いで、この本を手にとった。

なら、あなたはラッキーです。

そのためにまず、今日かぎり、動物食（アニマルフード）はスッパリやめなさい。

医者はたいてい、ガン患者の食事には無頓着です。

かれらがガン患者にいうアドバイスにはあきれます。

「食事……？　ああ、なんでも好きなものを食べていいですよ」

かれらは大学で、栄養と病気の関連など、まったく学んでいません。世界的な歴史批評家ユースタス・マリンズ氏は、その著書『医療殺戮《さつりく》』（ともはつよし社）でこういいます。

「……全米の大学医学部で、栄養学の講座があるのはわずか四％にすぎない、という事実は注目に値する。これは医薬品に異常なまでに執着し、ホメオパシー（同種療法）やホリスティック

（統合的）な医学を妨害して、アロパシー（対症療法）医学に肩入れする、ロックフェラー医療独占体制の姿勢を反映している」（『医療殺戮』）

肉食礼賛！　狂気のフォイト栄養学

●〝栄養学の父〟ブラック喜劇

多くのひとはこういいます。

「動物たんぱくは、優良たんぱくなんでしょ？」

それこそ、〝闇の勢力〟による悪意の〝洗脳〟です。

そのルーツはフォイト栄養学にいきつきます。

一九世紀ドイツの生理学者カール・フォン・フォイトは、次のようにいいました。

「動物たんぱくは優良たんぱくである。植物たんぱくは劣等たんぱくである。炭水化物は栄養が乏しいので控える。動物たんぱくの中でも、肉は優良である。ドイツ国民は、今の約二・五倍は、肉を食べるべきだ」

……もはや、メチャクチャ。まさに狂気の栄養学。

ところが、人類を支配してきたロックフェラー財閥は、彼にうやうやしく〝栄養学の父〟の王冠を授けたのです。あのマッド・ドクター、ウィルヒョウに〝医学の父〟の王冠を授けたように……。

こうして、近代の医学と栄養学は、〝闇の勢力〟にハイジャックされてしまって、今日にいたるのです。

大学の栄養学講義で今日も教えられているのが、このフォイトの狂った栄養学です。

それを学んだ栄養士が、学校や病院給食の〝栄養指導〟をしているのです。

動物食の三大有害性――「腐敗」「酸毒」「血栓」

●腸で腐敗、酸性体質、血管が詰まる

動物食（アニマルフード）が、なぜ体に害になるのか？

動物食の有害性は三点あります。

(1)「腐敗」：「腐る」という字は「府」に「肉」が入っています。

「府」とは、五臓六腑の「腑」の略です。それは消化器を意味します。

つまり、消化器に「肉」が入ると「腐る」。漢字をつくった古代の人は、その真理に気づいて、警告の意味でこの漢字をつくったのでしょう。

肉や乳製品などの動物食は、腸に入った時、腸内細菌の悪玉菌の大好物となります。

■肉好きは5倍大腸ガンで死ぬ！　決定的な証拠

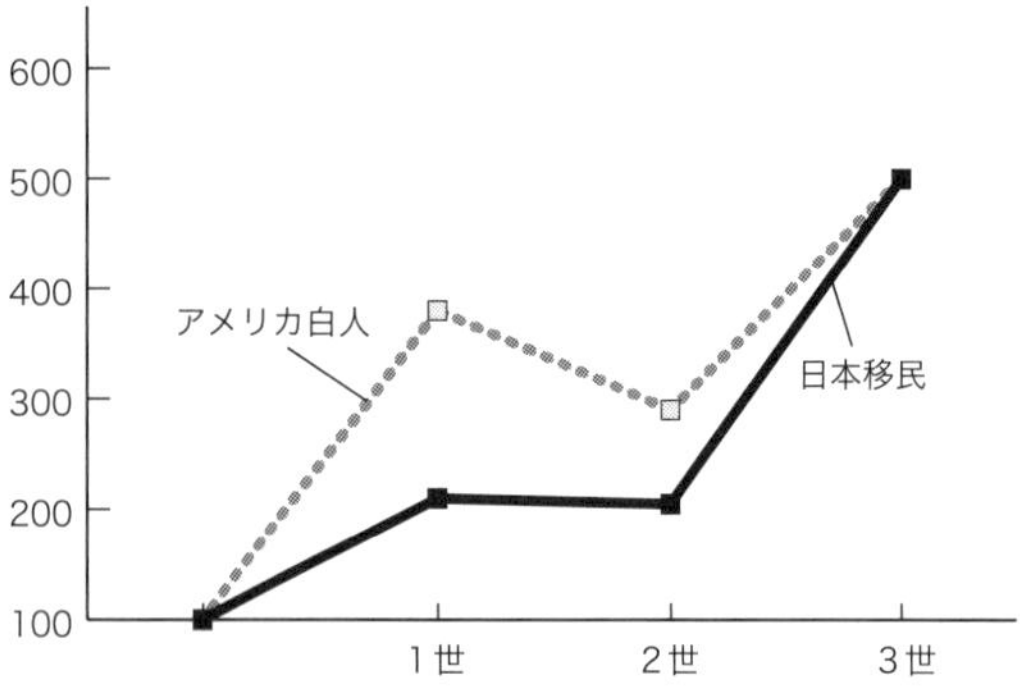

図3−1　日本人移民のガンの変化（大腸ガン）

出典：『新版　ぼくが肉を食べないわけ』

だから、動物食をとると悪玉菌が大増殖する。

悪玉菌は動物食を食べて消化する過程で、さまざまな毒素を発生します。インドール、スカトール、アミン化合物、アンモニアなど……。

これらはほとんどが毒物であり、発ガン物質です。

それが、腸壁を刺激する。

だから、大腸ガンが急増します。

図3−1は、アメリカの日系一、二、三世の大腸ガン死亡率を表します。

孫の世代の大腸ガン死は、母国日本の五倍です。

それは、白人の死亡率と同じになっています。

一世、二世……と日本の伝統食を忘れ、欧米の洋食にシフトするほど、大腸ガン死することを証明しています。

大腸ガン死だけではありません。

悪玉菌が大量発生させた有毒発ガン物質は、腸壁から吸収されて全身をめぐります。こうして、全身にガンを発生させるのです。

これが、肉食など動物食がガンを発生させるメカニズムです。

(2)「酸毒」：牛乳や肉類など動物食をとるほど骨折が増えます。

とくにカルシウムが豊富な牛乳を飲むほど骨はスカスカ、骨粗しょう症になります。

これがミルクパラドックスです。

その元凶が「酸毒」です。

■動物たんぱくを多くとる人ほど骨折が増える

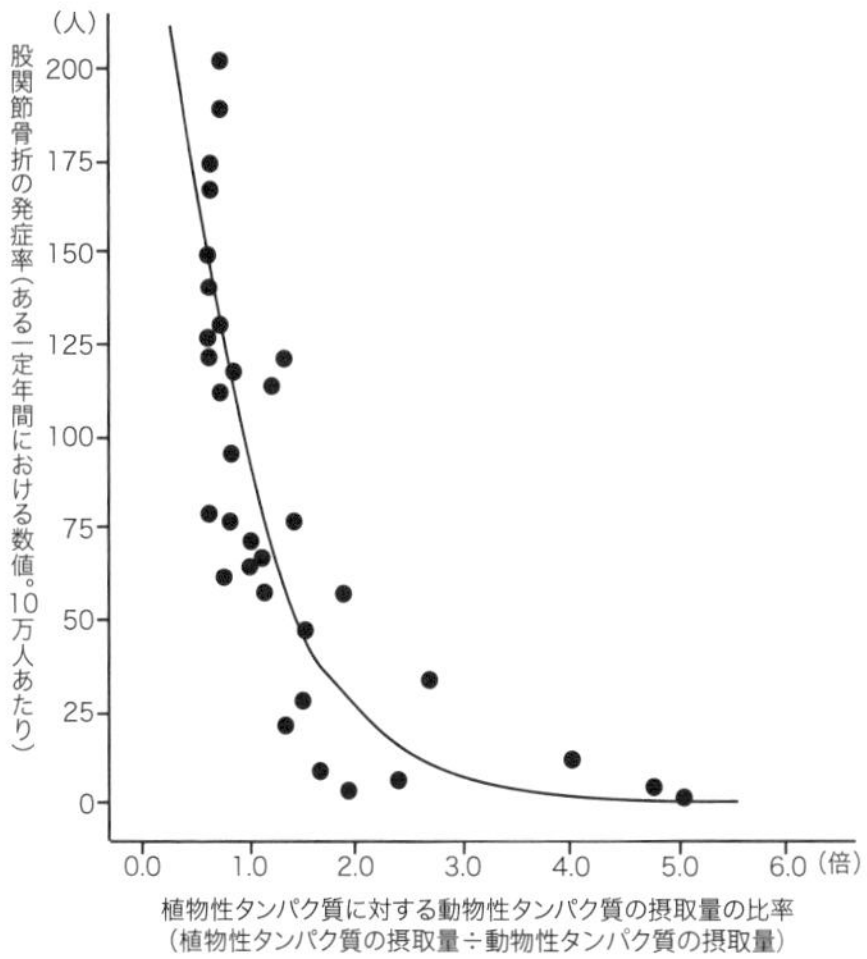

図3-2 「植物タンパク対動物タンパクの摂取量比較」と「骨折の割合」

出典：『葬られた『第二のマクガバン報告』』

牛乳や肉など動物たんぱくをとると、その消化の過程で、さまざまな酸が発生します。だから、体液は酸性（アシドーシス）にかたむく。

体液pHが酸性にかたむき過ぎると命にかかわります。

それを防ぐため、体は骨からカルシウムイオンを分離させて、酸性を中和するのです。その結果、骨がもろくなり骨折が多発するのです（図3-2）。

かつて、世界で一番牛乳を飲む国は

■肉食、砂糖の呪い！　人類４分の１ポックリ死

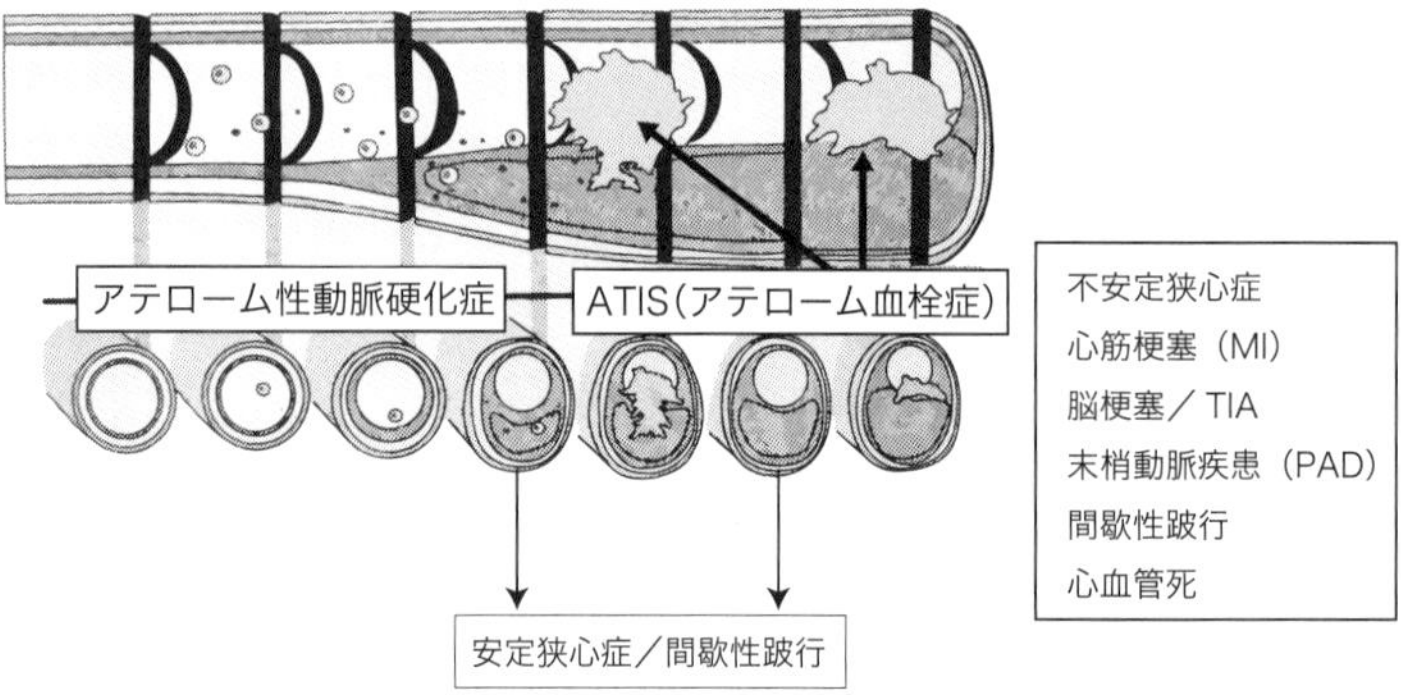

図３−３　アテローム性動脈硬化症から ATIS（アテローム血栓症）へ

ノルウェーでした。

そして、この国の骨折率は日本の五倍にたっしていたのです。

動物食をすると体液が酸性にかたむく。

この「酸毒」が交感神経を緊張させ、イライラ攻撃的にさせたり、他の疾患の引き金になったりします。

この「酸毒」の悪影響については、栄養学者も無知です。大学の講座では、まったく教えないからです。

（3）「血栓」：代謝能力を超えて食べてしまったあとに残る老廃物の一部は、血管壁に沈着します。

とくに、脂肪分は糊《のり》のように血管壁に沈着する。

その脂肪汚れを医学用語でアテロームといいます。

血管壁にしだいにバウムクーヘンのように付着し、血管を詰まらせていきます。

これがアテローム血栓症です（**図3−3**）。

とくに怖いのが、カケラが剥がれ落ちたとき。プラーク崩壊という現象で、カケラが心臓の冠状動脈に

■ビーガンの心臓病死は８分の１

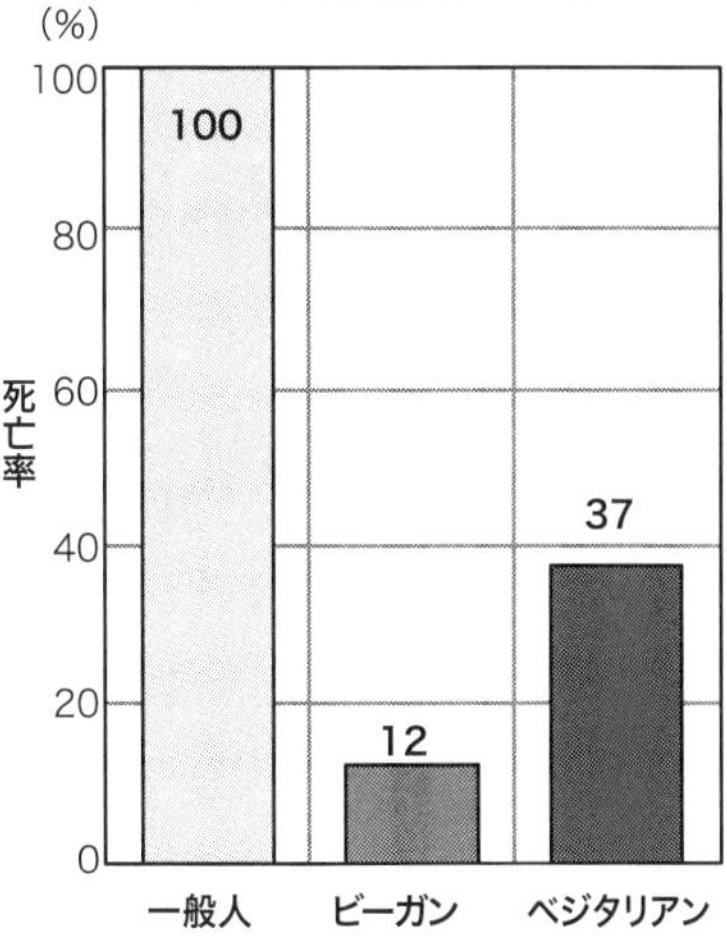

図３−４
出典：『新版　ぼくが肉を食べないわけ』

詰まると心筋梗塞、脳血管に詰まると脳梗塞など脳卒中を引き起こす。

いずれも即死することも珍しくない。

こうして、人類の四人に一人は、このアテローム血栓症で死んでいる。これが、俗にいうポックリ病。感染症やガンを抜いて、なんと人類死因の第一位。

ちなみに、野生動物にはまったく一例も見られない。

これは、ヒトという種が、地球上でもっともオロカな動物であることの証明です。

ちなみに、ビーガンの心臓病死亡率は肉食者の八分の一です（カリフォルニア州の報告、図３−４）。

●バイパス手術か？　ビーガンか？

アメリカでは毎年約五〇万人が心臓バイパス手術を受けています。

これは、ふくらはぎを切り裂いて血管をとりだし、胸を開いて心臓に文字通りバイパスを縫い

■菜っ葉を食べるだけで冠状静脈はツルツルに

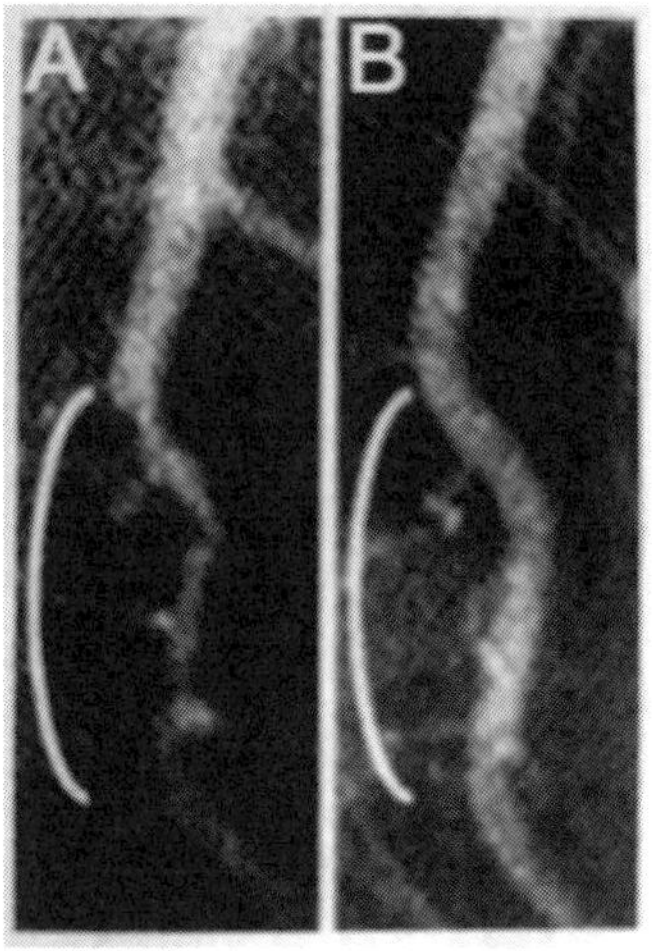

写真3−5

付ける。その費用に腰が抜けます。一一万ドル（約一二〇〇万円）。

それでも患者の約八割は心臓病で死ぬのです。

写真3−5（A）は、心筋梗塞で倒れた患者の冠状動脈。アテローム血栓が凸凹《でこぼこ》に沈着して狭くなっています。

写真3−5（B）は、約半年後の映像。なんと、血栓がきれいに消えてツルツルに回復しています。患者はいったい、どんな治療を受けたのでしょう？

答えは、食事を菜食に変えた。つまりビーガンになった。ただ、それだけ！

すると血管が、かってに血栓をツルツルに浄化し、正常にもどったのです。

バイパス手術とくらべてください。こちらは、足と胸を切り裂かれ、痛い思いをして、一二〇〇万円も医者にとられる。それでも、心臓病は治らず、最後は心臓マヒで人生を終える。

こちらは何もしてない。菜っ葉を食べただけ……！

どちらがお得か？　どちらが賢いか？　いうまでもありません。

「食」を変えれば、万病が治る

●「聖書」も勧めた菜食ライフ

――「食」で治せない病気は、医者もこれを治せない――


これも、古代ギリシャの医聖ヒポクラテスの真言です。

ぎゃくにいえば、

――「食」を変えれば、万病を治すことができる――


悪い食事が病気をつくり、良い食事が病気をなおす。あたりまえすぎる真理です。

ヒポクラテスは「ディアイティマ」という造語をつくっています。

「どんな食事をするか？」というライフスタイルのことで、具体的には「……オーツ麦・大麦・ライ麦・小麦や果物・ナッツ類を食べる暮らし」という意味です。

『聖書』の「創世記」には、神の言葉として、つぎのように書かれています。

「……見よ、私は大地の表にある種をもつすべての草と、種のある実を結ぶすべての木とをあなたがたに与える。これは、あなたがたの食物（ｍｅａｔ）となるであろう」

ここで、〝ｍｅａｔ〟のほんらいの意味は、〝菜食〟であることがわかります。

しかし、何者かの悪意によって、〝ｍｅａｔ〟の意味が〝肉食〟にすりかえられたのです。

巧妙な〝洗脳〟とは、聖書の改ざんにまでおよぶのです。

●ガンは食べまちがいが原因

ヒポクラテスは、こう注意しています。

「……医師は、まず初めに患者がなにを食べたか？　そして、だれが食べ物を与えたか？　を調べるべきである」

彼は、「食」こそ万病のもとであることを熟知していたからです。

ガンの最大原因も「食」なのです。

こういうと、「ガンの原因は発ガン物質じゃないの？」という疑問がわくはずです。

これにたいして、すでに一八八七年、アメリカのイーツライム・カッター博士は著書『ガンの食事』で「ガンは食物が原因である」と明記しています。

つまり、ガンの最大原因は〝食べまちがい〟なのです。

「……食物がガンにおよぼす影響は、今もなお、真剣に研究される必要がある」

ユースタス・マリンズ氏（前出）も、その著書『医療殺戮』（前出）で強調しています。

砂糖、脂肪、過剰な乳製品で発ガンする

●発ガン物質より強い発ガン性

「……発ガン物質や放射線、日焼けによるガン発症は、その人の栄養素が不足しているために起こると確信している研究者たちもいる。これら栄養学の専門家たちは、次のように主張する。

『(実験で動物に塗布する) コールタールが、ガンを発生させるのでもなく、太陽光線が皮ふガンをつくるのでもない。太陽のはたらきで、皮ふがこのような状態になるのは、むしろ砂糖や脂肪分、乳製品を過剰に接種している人たちである』」(マリンズ氏)

つまり、栄養の偏りが最大の発ガン因子だと主張している。

そのメカニズムも解明されている。

「……太陽光線は、からだを酸性の状態に傾けるため、これらの物質が皮ふの表面にあがってきて、炎症を起こし、腫瘍発生の引き金となるのである。熱帯地方のひとびとは、強い太陽光線にさらされているにもかかわらず、皮ふガンにかかることは、めったにない。それは、肉や脂肪をほとんど食べないからである」(同)

マリンズ氏は、日本の例もあげる。

「……民間人にたいして原爆が落とされたとき、脂肪や肉の多い洋風の食事をしていたひとびと

は死んだが、玄米や自然塩、味噌、野菜といった伝統的な食事をしていたひとびとは、同じ量の放射能を浴びても、放射能の害をほとんど受けなかった」

これは、長崎の医師、秋月辰一郎氏の著書『死の同心円』（講談社）に詳しく書かれている。

肉類にアスベストなみ最凶発ガン性！

●WHO勧告の衝撃に沈黙

「……ハム、ベーコン、ソーセージには最凶の発ガン性がある」

二〇一五年、WHO（世界保健機関）は衝撃の勧告を行った。

これら加工肉に最凶の発ガン性が証明された、という。

それはちょうどアスベストと同じ。五段階でワーストの発ガン性という。

アスベストは戦後、世界中で大量使用された建材だ。粉塵を吸い込むとミクロの棘《とげ》が肺胞に刺さり、中皮腫など悪性ガンを引き起こす。現在は全世界で製造・販売・使用が禁止されている。

ハム、ソーセージなどは、その凶悪発ガン物質と同じ発ガン性がある、というのだ。

さらに、牛や豚、鶏などの加工されていない肉類にも、五段階で上から二番目の発ガン性が証明された。

それでもあなたは、まだ肉を食べるのですか……？

老化もガンも「気」「血」「水」の乱れから

●「血」のめぐりは「気」のめぐり

東洋医学では、「気」「血」「水」は、不調の原因を探《さぐ》るものさしです。

「……漢方では、私たちの体は、この三つの要素が体内をうまく巡ることによって、健康が維持されていて、これらが不足したり、滞ったり、偏ったりしたときに、不調や病気、障害が出てくると考えています」（「ツムラ」サイトより）

これらは、独立してではなく、相互に三位一体《さんみいったい》としてはたらきます。

その根源には、「流れ」と「波動」があります。

三者ともスムーズに流れ、波動がととのっていると健康といえます。

ぎゃくに一つでも「流れ」「波動」が乱れると不調の原因となります。

「流れ」「波動」の乱れが最悪のばあい細胞は「疲弊」してガン細胞となります（「細胞疲弊説」）。

(1)「気」：目には見えない生命の波動エネルギーのことです。

「元気」の気、「気力」の気、「気合い」の気などがそれにあたります。

「気」は波動により、身体のあらゆる機能を影響をあたえます。

■「気」「血」「水」の調和が健康の原点です

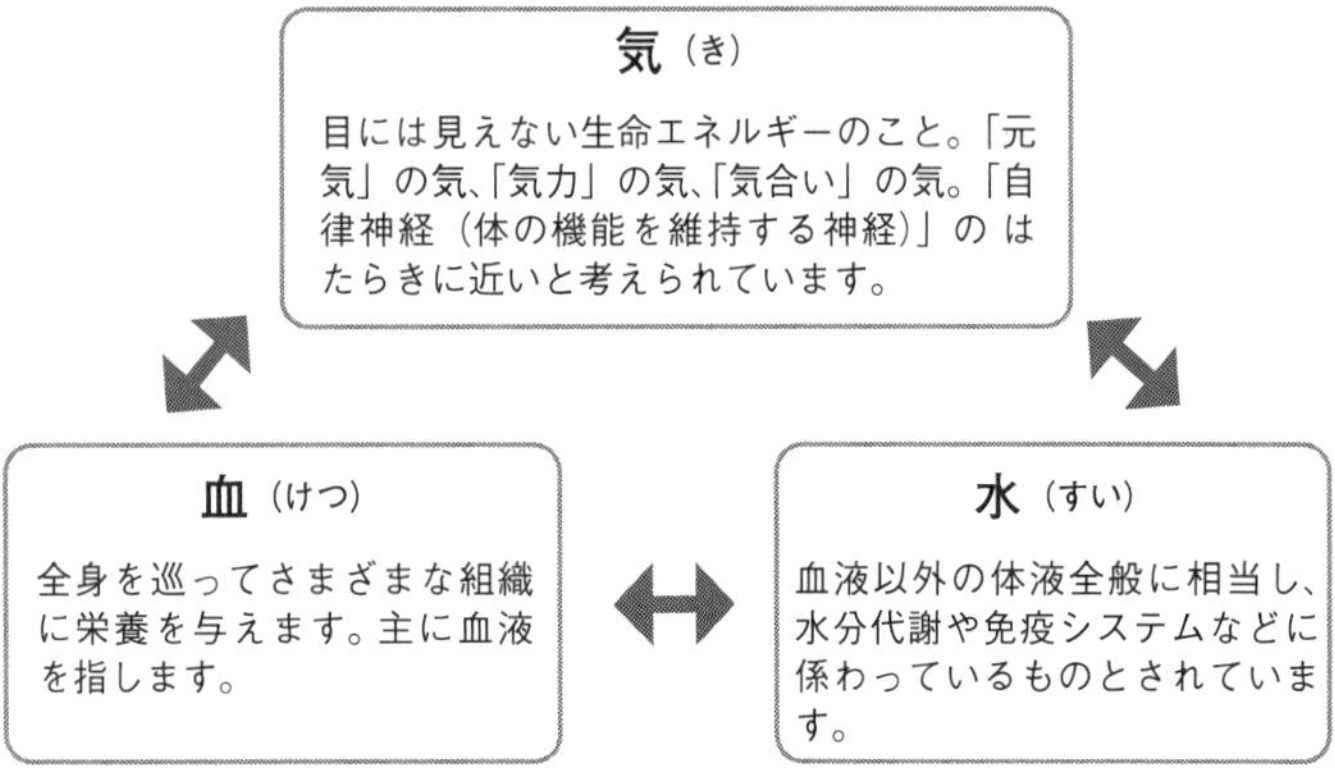
気（き）
目には見えない生命エネルギーのこと。「元気」の気、「気力」の気、「気合い」の気。「自律神経（体の機能を維持する神経）」のはたらきに近いと考えられています。
血（けつ）
全身を巡ってさまざまな組織に栄養を与えます。主に血液を指します。
水（すい）
血液以外の体液全般に相当し、水分代謝や免疫システムなどに係わっているものとされています。

気・血・水の乱れと不調の関係

気の不調	血の不調	水の不調
気虚 無気力や疲労感・だるさ・食欲不振など 気滞・気うつ 頭重・のどが詰まった感じがする・息苦しい・おなかが張るなど 気逆 のぼせや動悸・発汗・不安感など	瘀血（おけつ） 月経異常、便秘、おなかの圧痛（押すと痛む）、色素沈着など 血虚 貧血、皮膚の乾燥、脱毛、血行不良など	水毒・水滞 むくみ、めまい、頭痛、下痢、排尿異常など

図3-6
出典：「ツムラ」HP

体の機能を維持する「自律神経」のはたらきに近いと考えられています。しかし、「気」のパワーは、それより遥かに深く、広く、外部の人や動物や物にまで影響をおよぼします。

(2)「血」：赤血球や血漿《けっしょう》などを指します。全身を巡ってさまざまな組織や臓器に栄養と酸素などをあたえます。人体の毛細血管は地球を二周半回るほど長いといいます。

このミクロの「微小循環」が阻害されると、末端の体細胞に酸素、養分が届かず、さまざまな炎症、臓器不全、壊死、壊疽《えそ》、あるいは発ガンの原因となります。

(3)「水」：血液以外の体液全般に相当します。リンパ液、粘液、汗、唾液などです。

水分代謝や免疫システムなどにも関わっています。

(1)「気」の不調

「気虚」：無気力や疲労感、だるさ、食欲不振など。

「気滞・気うつ」：頭が重い、のどが詰まった感じ、息苦しい、おなかが張る。

「気逆」：のぼせや動悸、冷や汗、脂汗など発汗・不安感など。

(2)「血」の不調

「瘀血《おけつ》」：月経異常、便秘、おなかの圧痛（押すと痛い）、色素沈着など。

「血虚《けっきょ》」：皮ふの乾燥、脱毛、血行不良など。

(3)「水」の不調

■万病の原因は「連銭結合」による血行不良だ

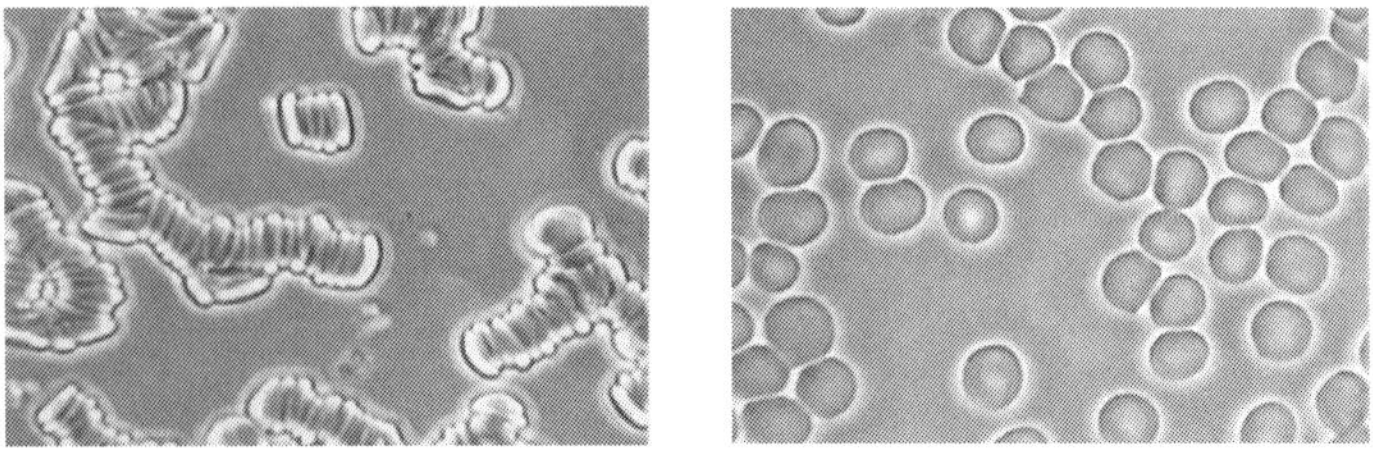

ルロー（連銭結合）がある血液

たんぱく質や脂肪を過剰に摂取していると、赤血球が連なってルローとなり、流れが悪くなって血行不良を起こす。

健康なサラサラの血液

1個ずつ独立した、きれいな丸い赤血球が血液中にある。この赤血球が全身に栄養や酵素、免疫物質をスムーズに運ぶ。

図3-7　サラサラ血液とドロドロ血液の違い
出典：『血液循環療法』2020年、第18号

「水毒」「水滞」‥むくみ、めまい、頭痛、下痢、排尿障害など。（同サイトより）

肉、乳製品、砂糖でミクロ血管が詰まる

●九五％の毛細血管が危ない

「ヨガ」では肉食を邪食と呼んでいます。食べると生命波動を乱れさせる。

そのことを古来から、体験的に行者（ヨギ）たちは知っていたのです。

先述のように動物食は、まず腸内を「腐敗」させます。

これは、腸内に悪玉菌を大増殖させ、さらに有毒物質を大量発生させる。これらが、悪性の乱れた波動を発生していることは、いうまでもありません。

さらに、動物食を消化する過程で、さまざまな有害酸性化合物を生み出します。

それが、体液、血液を酸性化させる。その「酸毒」のひとつが、活性酸素です。

これは、細胞や組織を攻撃する毒性物質です。

くわえて、交感神経を緊張させる。

これらすべての生体波動は、細胞や組織の自然な固有波動（ソルフィジオ周波数）を乱します。

それが、〝くたびれた細胞〟のガン細胞を生み出していくのです。

最後の「血栓」も、血行障害を生み出します。

人間の血管の約九五％は毛細血管です。直径は約五〜二〇ミクロン。それに対して赤血球の直径は一〇ミクロン弱。

それがどうして、自分より狭い毛細血管を通り抜けるのか？　じつは、赤血球はモチのように柔らかい円盤状です。自分の体を二つに折って、ミクロの毛細血管を通過するのです。

●赤血球が連なる「連銭結合」

しかし、動物食を食べると「酸毒」が発生し、体液は酸性にかたむく。すると、赤血球同士が、互いにくっついて連なってしまう。これが「連銭結合」（ルロー）と呼ばれる現象です（図3−7）。

こうなると赤血球は、自分を二つ折りにして狭い毛細血管をすりぬけることができない。

重ねて交感神経緊張で、毛細血管はさらに収縮している。

すると、それから先の体細胞に赤血球は到達できない。つまり、酸素と栄養を運べない。

栄養と酸素欠乏におちいった体細胞は衰弱し、弱っていきます。これが「微小循環障害」です。内臓なら多臓器不全となり、最悪、死亡します。あるいは細胞、組織が腐っていく。これが脱疽《だっそ》、壊疽《えそ》です。いずれも糖尿病の末期症状です。

さらに細胞の酸欠が進むと、細胞は一〇〇％ガン化します。

ドイツのオットー・ワールブルグ医師は、実験動物の酸素を減らしていくと、その細胞は一〇〇％ガン化することを証明しました。

それらの功績で、ノーベル賞（生理学・医学）を受賞しています。

白髪、脱毛、しわ、シミも血行障害から起こる

●気合いで血流は改善する

老化の原因の一つが血行障害です。「血」の流れが不調になる。

すると、他の「気」「水」の流れも阻害されます。こうして、全身の体細胞に酸素、栄養だけでなく、「気」（生命エネルギー）も「水」（体液）も流れにくく、届かなくなります。

こうして、酸素欠乏と栄養失調とエネルギー不足が、細胞を衰弱、疲弊、老化させる。

組織、器官、臓器の生命力（気エネルギー）が衰えていくのです。

血液が全身の末梢血管のすみずみにまで行き渡れば、「気」（生命エネルギー）も同様にすみず

みまで届きます。

まさに、「血」のめぐりは、「気」のめぐりなのです。

ぎゃくに「気」の流れも、「血」の流れをコントロールできるのです。

よく血気盛んといいますね。やる気まんまん。そういうときは、まさに「気合い」が入って、血流が刺激されます。「気」をこめるだけで全身の血流は促進されるのです。

たとえば「両手がポカポカ温かくなってきた」と「気」をこめて念じてごらんなさい。

ほんとうにポカポカしてきます。これを現代医学や心理学では、「暗示効果」といいます。

しかし、「波動生理学」からいえば、「気」の波動エネルギーが、両手の末梢血管を拡張したのです。これは、一種の気功効果です。つまり「気」「血」「水」が連動することの証明です。

●まず頭の毛根が犠牲に

ぎゃくもありえます。よく「血の気が引く」といいますね。

これは、強い恐怖やショックで「気」が失われた状態です。「気」（生命エネルギー）が低下した瞬間、血圧や脈拍も下がります。顔面は蒼白となり、喉がカラカラになります。

まさに、「気」を失い、そのショックを「血」「水」も連動して受けているのです。

急性ではなく慢性的に、長期にわたって「血」「水」が影響を受けることもあります。

いわゆるストレス状態です。よくいう「一夜にして髪が真っ白になった」とは、激しい恐怖や悲嘆のさまを表したものです。

「気」が緊張状態やストレス下にあると、交感神経も緊張して、全身の血管が収縮します。

ただでさえミクロレベルの全身の毛細血管が、さらに収縮するのです。

全身の末端を養う「微小循環」が阻害されるのは、あたりまえです。

こうなると、生体は末端の組織、器官、臓器を切り捨てます。

まっさきに切り捨てられるのが頭髪です。髪を養う毛根に酸素と栄養がとどかなくなる。

これが、白髪、脱毛、ハゲの原因です。

これを人は老化現象と呼んであきらめます。

しかし、白髪と黒髪の差は、血液の「微小循環」の差なのです。

男性の勃起不全は血行不良のサイン

●勃たないのは肉食が原因だった

白髪、ハゲなら、まだ笑ってすませられます。

しかし、その老化の兆候は、見えない全身に及んでいるのです。

もっとわかりやすいサインがあります。それが、男性のＥＤ（勃起不全）です。

男性器が勃起するのは、内部の海綿体が血液で満たされるからです。

そして、その海綿体を通っている血管は、きわめてミクロの毛細血管です。

だから、「微小循環」の血行不良の影響をモロに受ける。

さらに、ミクロの血行不良を引き起こすのが、体液酸性化（アシドーシス）です。

その原因が動物食にあることは、すでにのべました。

「腐敗」「酸毒」「血栓」の三悪要素です。

そのメカニズムは――
（１）「酸毒」↓「連銭結合」（ルロー）↓「ミクロ血管」通過不能
（２）「酸毒」↓「交感神経緊張」↓「ミクロ血管」収縮↓通過不能
（３）「血栓」↓「アテローム血栓」↓「ミクロ血管」狭窄↓通過不能
三者とも、毛細血管の血行不良を招きます。

その原因が動物食、つまり肉食にあった……とは、意外な盲点でしょう。

●ＥＤはポックリ死の警告だ！

海外の研究者は「ＥＤは生命危機の重大サイン」と警告する。

「炭鉱のカナリアのようなものです。身近に迫る危機を教えてくれている」

その危機とは、その先にある心筋梗塞や脳梗塞など循環器障害による発作や死です。

勃起不全ということは、ペニスの末梢血管が詰まっている。

つまり、全身の「微小循環」が阻害されているというアラームなのです。

つぎに心筋梗塞や脳卒中などがやって来るぞ……と、教えてくれているのです。

まず改善すべきは、ミクロの毛細血管の血行改善——。

動物食（アニマルフード）でなく、植物食（プラントフード）に、即シフトすべきです。

それもこれも、全人類が〝洗脳〟されてきたからです。

「肉はスタミナのもと」「ステーキを食うのは男らしい」

その肉食礼賛キャンペーンの一つが「肉食で精力増強！」の〝幻想〟だったのです。

一個の卵にはタバコ五本分の健康リスク

●一〇倍強に増えた肉消費量

戦後、日本人の肉消費量は、一〇倍以上にはねあがっています。

そして——肉食中心の欧米型食スタイルが日本人の間に広まりました。

それにつれ、欧米型の疾患が日本人の間に急速に増えています。

ガン、心臓病、糖尿病、アレルギーさらにうつ病などの精神疾患……。

その最大原因が欧米食の普及であることに、気づかねばなりません。

とくにアメリカ型食事は、危険が多過ぎます。

■肉、牛乳、卵……できたらどうぞ控えめに

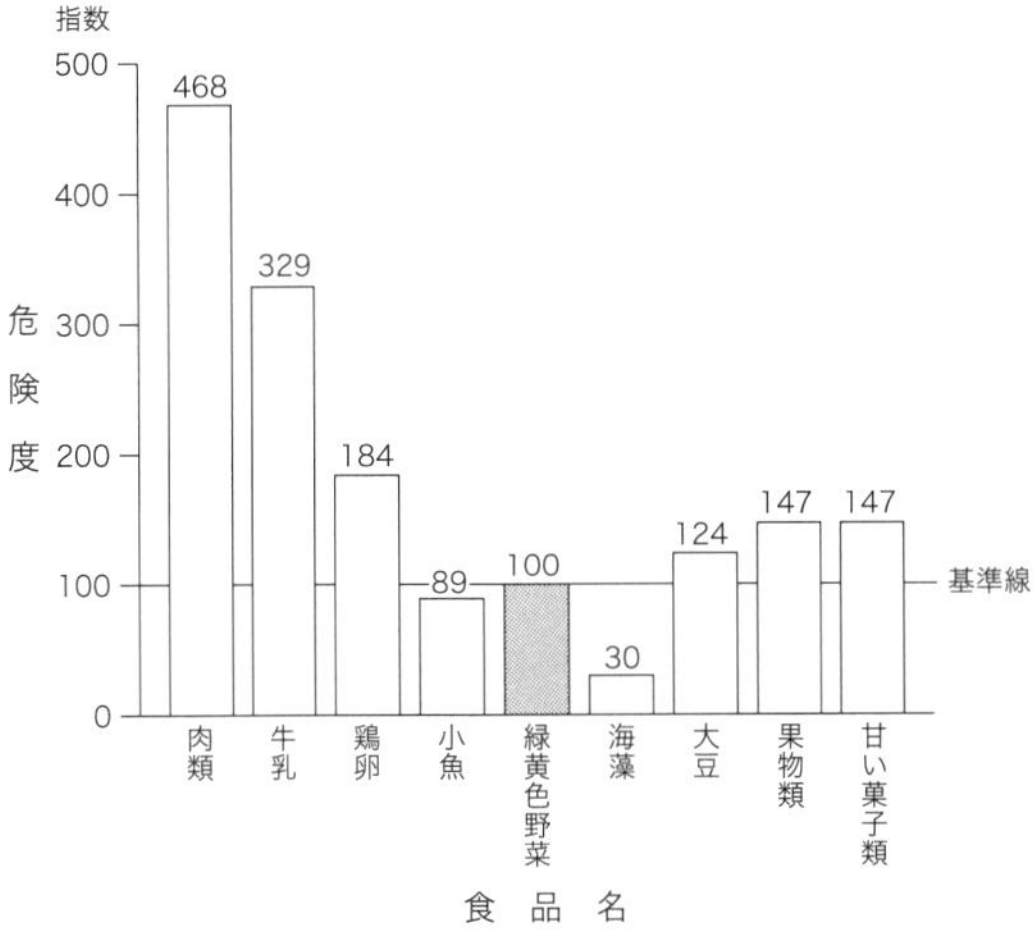

図３−８　発ガン危険度指数
（森下敬一博士提供）

米国産牛肉が輸入解禁されて二〇年で、日本人の間に生殖系のガンは五倍に激増しています。

女性は乳ガン、子宮ガン、卵巣ガン。男性は前立腺ガン、精巣ガンなどが多発しています。

その原因の一つとされるのが、アメリカ産牛肉に多用されている成長ホルモンです。それには強い発ガン性が警告されています。アメリカ産牛肉には、和牛にくらべて六〇〇倍も成長ホルモンの残留が確認されているのです（北海道大学調査）。

●卵はどうぞひかえめに

図３−８は、食品の発ガン危険度を比較したものです。緑黄色野菜を１００として比較しています。

肉、牛乳、卵……の順で、発ガンリスクが高まっています。だから、ビーガンは牛乳も卵もひかえるのです。

卵に健康リスクがある……。

意外に思うかたがほとんどでしょう。

最新の研究では、卵一個の有害性は、五本のタバコに匹敵するそうです。

卵は完全栄養と思って毎日食べているかたなど、エーッ！　と絶叫ものでしょう。

発ガンは、細胞の疲弊・老化のさいたるものです。

だからこのグラフは、食品ごとの老化加速度の比較とも読めます。

牛乳に三五もの毒性！　豆乳に変えよう

●牛乳二倍でガンは九倍増殖

卵と同様、意外な盲点といえば、牛乳、チーズ、ヨーグルトでしょう。

これらはすべて、優良な健康食として、わたしたちの頭にすりこまれています。

牛乳はカルシウム豊富な完全栄養飲料と、厚労省はいまでも鳴物入りで勧めています。

ところが、牛乳には想像以上の毒性が潜んでいたのです。

わたしは『牛乳のワナ』（ビジネス社）で、その三五もの有害性を指摘しています。

すべての項目には学術論文のエビデンス（証拠）が備わっています。

この本を読んでまず衝撃を受けるのは牛乳が強い発ガン飲料であった……という事実でしょう。

「牛乳の発ガン性は、カゼインたんぱくによるものだ」

そう結論付けるのは、コリン・キャンベル博士（米コーネル大、栄養学）。

その著書『チャイナ・スタディー』（グスコー出版）は、全米の医学界・栄養学界・製薬業界の心胆を寒からしめた、衝撃の告発本です。

キャンベル博士はこの本の中で、マウスに牛乳を投与した実験結果を掲載しています。

そこでは投与する牛乳の量を二倍に増やすとガンが九倍に増える……という結果を得ています。

これは、牛乳に含まれるカゼインというたんぱく質に由来します。

同じくマウス実験で、ガン病巣をもつマウスに投与するカゼインを減らすとガンも減り、カゼインを増やすとガンも増える。

「……つまり、動物たんぱく（カゼイン）は、ガンを増殖させる強い因子である。ぎゃくに、カゼインを減らすと比例してガンも減る。だから、動物たんぱくの増減で腫瘍成長をコントロールできる」（キャンベル博士）

博士は明言する。

●動物たんぱく最凶発ガン性

「……ガンを成長させるのは、発ガン物質ではなかった。それは、これまで必須栄養とされていた動物たんぱくだった。投与するとガンは急増する。減らすとガンも縮小する。動物たんぱくは史上最悪の〝発ガン物質〟だった」

だから、ガンを弱らせるのはかんたんだ。動物たんぱくの投与をやめればいい！

ぎゃくに、ガン患者に動物たんぱくを与えることは、殺人行為だ。

ガンは、それを栄養源に急激に増大する。キャンベル博士は断言する。

「ガン患者には、絶対に動物たんぱくを与えてはならない」

はやくいえば、ガン患者は肉や牛乳、卵を食べてはいけない。

ガンから助かるベストの方法は、動物たんぱくをいっさいやめること。

むろん、牛乳のカゼインも動物たんぱくだからアウト。

さらに卵、魚、牛乳、チーズ、ヨーグルトもやめる。このさい菜食主義に徹する。

つまり、ビーガンになる。そのことが、ガンを完治させる最短の方法なのである。

ヒトはほんらい菜食！　肉食すれば病気になる

●腸内で悪玉菌が大繁殖

述べてきたように、ヒトはほんらい菜食動物です。

それが肉をモリモリ食べる。人体の生理システムは、肉食には適していない。

なのに、次から次に、体内にお肉が入ってくる。受けとめる体は、大変です。

まず、唾液などの消化酵素はアルカリ性で、肉類を消化する酸性ではありません。

さらに、腸内の細菌は、穀物や野菜で繁殖するようにできています。

そこに、ほんらいありえない動物たんぱくがドッと入ってくる。それまで、肩身の狭い思いをしていた悪玉菌が、それをここぞとばかりにバンバン食べて猛烈に増殖します。

そもそも、腸内細菌の平均的な比率は、善玉菌：日和見菌：悪玉菌＝二：七：一くらいです。

ここでの日和見菌とは、文字通り、善玉か悪玉か、優勢なほうについていく菌類です。

そもそも菜食動物であるヒトの体内に、存在してはいけない肉などの動物たんぱくが大量に入ってくると、そこはもはや悪玉菌の天下です。

様子をみていた日和見菌も肉類などをむさぼり、悪玉化していきます。

腸内細菌が肉類などを分解すると、インドールやその誘導体スカトール、発ガン物質であるアミン化合物、アンモニアなど有毒な悪臭成分が大量に発生します。

■動物食で腸内に発生するインドールは猛毒だ

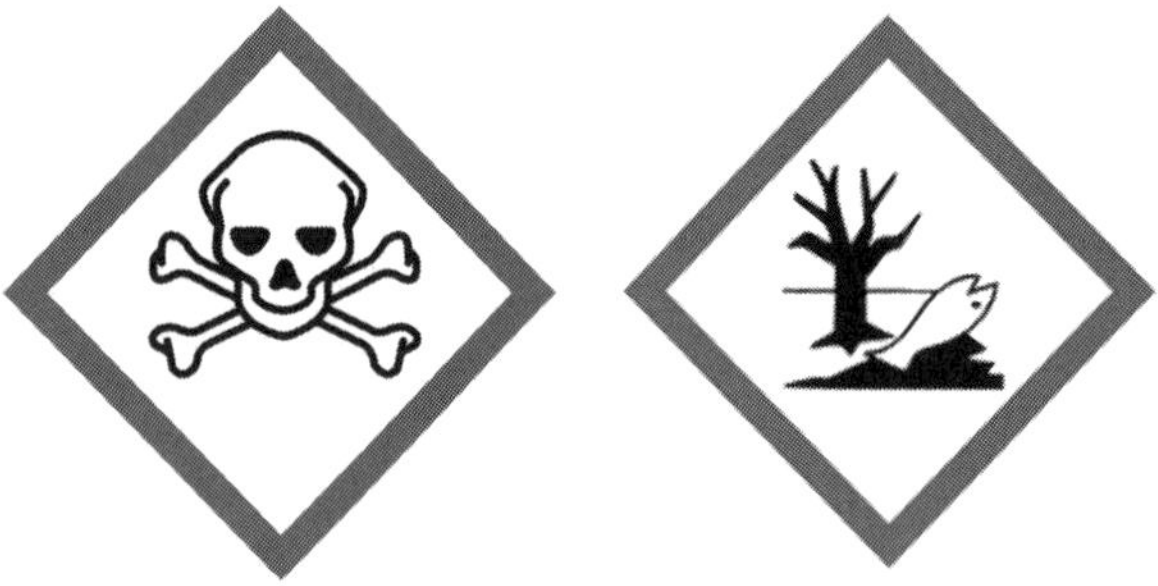

図3−9 「人体に危険！　環境に有害！」警告ラベル

悪臭成分、超猛毒インドールが腸内大発生

●臭いオナラはやばいぞ！

インドールが大腸菌から産生されることは、二〇世紀初頭に発見されました。

「便臭源」として知られ、いわゆる〝大便臭〟はこの物質から発散されています。

このインドール、実は化学薬品としても市販されています。そのラベル表示がすごい（図3−9）。

▼健康に対する有害性：急性毒性（経口）（区分4）、急性毒性（経皮）（区分3）、眼に対する重篤な損傷・眼刺（区分2A）

▼環境に対する有害性：水生環境急性有害性（区分1）、水生環境慢性有害性（区分外）

（政府向け『GHS分類ガイダンス』による）

これら分類は、専門外はわかりにくい。しかし、毒性・有害性があるため、区分けしているのだ。その恐るべき毒性は、インドールに貼付されるラベル表示で明らかになる。

なんと、左はドクロのマーク。右は木が枯れ、魚が死んでいる。

そして、「危険有害性情報」として、「飲み込むと有害」「皮膚に接触すると有毒」「強い眼刺激」「水生生物に非常に強い毒性」の標記が義務付けられている。

なんとも、インドールの正体は、生体や環境にとって猛毒物質だった！

さらに、薬品「インドール」には、次の「注意書き」添付が義務付けられている。


【安全対策】
・取扱い後は手をよく洗うこと。
・この製品を使用する時に、飲食または喫煙をしないこと。
・取扱い後は眼をよく洗うこと。
・適切な保護手袋、保護衣、保護眼鏡、保護面を着用すること。
・環境への放出を避けること。
【応急措置】
・飲み込んだ場合：気分が悪い時は医師に連絡すること。口をすすぐこと。
・皮膚に付着した場合：多量の水と石鹸で洗うこと。

・皮膚に付着した場合：気分が悪い時は医師に連絡すること。直ちに汚染された衣類をすべて脱ぐこと。汚染された衣類を再使用する場合には洗濯をすること。
・眼に入った場合：水で数分間注意深く洗うこと。次に、コンタクトレンズを着用していて容易に外せる場合は外すこと。その後も洗浄を続けること。
・眼の刺激が続く場合：医師の診断、手当てを受けること。

――あなたが肉を食べると、これほどの超猛毒物が、腸内に大発生するのです。

そういう人のオナラは、はっきり言って臭い。それはまさに、超猛毒インドールの悪臭で、腸内から発せられる〝危険信号〟です。オナラが臭い人の腸は悪玉菌が発生する猛毒で、そうとう侵されています。だから、大腸ガンのリスクも極めて高い。

だいたい家族は、同じ食卓を囲みます。

だから、肉好き家族は、全員オナラが臭い。そんな家庭のトイレは、まちがいなく臭い。はっきり言います。トイレの臭い家は、早死にする……。

気分を悪くしないでください。これは、医学的・生理学的な真実なのです。

ためしに、家族の食事をベジタリズム（菜食）に代えてごらんなさい。

トイレの気になる臭いは、ウソのように消え失せるでしょう。

ベジタリアンのオナラは、まったく無臭です。それは、嬉しい健康のサインでもあるのです。

第４章　甘味、揚げ物……ガンをよぶ「食べまちがい」

――コーヒーにも発ガン性「警告」表示

「食べまちがい」は「生命波動」を乱す

●万病の原因は「食べまちがい」

「生命は、波動エネルギーである」「生命は波動で生まれ、波動で営まれる」

これは、「波動生理学」の根本理論です。

「〝命〟の現象は、すべて〝波〟の現象だ」「誕生、成長、感情、祈り……すべては波動の現れである」（『未来を救う「波動医学」』より）

だから、「食養」も「ヨガ」も「呼吸」もすべて、「波動療法」なのです。

万病は、すべて生命の「波動」の乱れから生じます。

だから、「波動」の乱れをととのえると病気は治っていきます。

これまでのべた「気」「血」「水」の乱れこそ、「波動エネルギー」の乱れなのです。

その生命「波動」の乱れの最悪な状態が、ガンです。

その生命「波動」が乱れる最大の原因が、「食事」なのです。

――「食」で治せない病気は、医者もこれを治せない――

医聖ヒポクラテスの言葉を、思い出してください。

万病は、「生きまちがい」から生じる。

そして、「生きまちがい」は「食べまちがい」から生じる。

●「何を食べるか」は「どう生きるか」

だから「自分はどう生きるか？」を考えるとき、「何を食べるか？」を考えなくてはいけません。

わたしは、つぎのように書いてきました。

「……近年、肉食や動物食こそが、多くの病気の元凶である……と、警告する研究報告が相次いでいる。たとえば、肉食者は完全菜食者（ビーガン）より、八倍心臓マヒで死ぬ（フィリップ報告）。さらに、大腸ガン死亡率は五倍（日系人と日本人の比較）。糖尿病の死亡率も肉好きは三・八倍だ。同じことは、乳製品にもいえる。牛乳を飲むと骨折や乳ガン、前立腺ガンが四〜五倍激増する。チーズを毎日一切れ食べただけで、老人の大腿骨骨折は四倍……」（『テレビは見るな！新聞は取るな！』成甲書房）

これらは、「食べまちがい」は「生きまちがい」であることの証明です。

現代人の「食べまちがい」は、まさに致命的です。

「……フライドチキンを一日一切れ食べるだけで、寿命は一〇年縮む。フレンチフライを週二回つまむだけで、死亡率は二倍だ。これらの死因の多くがアテローム血栓症だ。〝脂汚れ〟が血管にたまり、詰まった瞬間に心筋梗塞！　脳血管なら脳卒中！　それが、俗にいうポックリ病だ。人類の四人に一人がこれで命を落としている」（同）

明治の文豪を〝殺した〟砂糖の甘い罠

●白砂糖は猛毒である

さて――。これまで、生命の波動を乱し、血液を汚し、細胞を疲れさせ、ガンをつくるまちがった食事を見てきた。つまり〝汚血〟の一〇大原因だ（プロローグ、第1章参照）。

その四番目は、砂糖のとり過ぎである。

「白砂糖は〝猛毒〟です」

こう断言するのは、菅野喜教医師。彼は、「食養」「断食」など東洋医学にも通じている。

その彼は、「白砂糖は毒だ！」と切って捨てる。

「白砂糖の毒性は想像以上だ。その毒性のどれをとっても食品添加物では許可されないだろう」

なぜ白砂糖が有害なのか？　その理由は一にも二にも、精白されているからです。

白砂糖の原料はサトウキビです。近代食品産業はその搾り汁を精製し、純粋の白砂糖を製造してきました。その製法は、搾汁を石灰と煮て、〝不純物〟を徹底的に取りのぞく。煮詰めて白砂糖の結晶をつくり、遠心分離器にかけてショ糖の結晶を取り出す。これが白砂糖です。

いくつか種類があるが、グラニュー糖がもっともショ糖の純度が高く、九九・九％以上を占める。これは、かつて近代工業の〝奇跡〟とかんがえられていました。

初めて純白の砂糖を手にしたひとびとの感動は、いかばかりだったでしょう。

ほぼ一〇〇％のキラキラ輝く真っ白な砂糖……。それは、手間暇かけた贅沢品の極みでした。

だからこそ極めて高価で、庶民には手の届かない物でした。

特権階級のみが、その奇跡の美味を享受できたのです。

白砂糖の害は、まさにその〝白さ〟にあるというのに……。

サトウキビの搾汁を煮詰めた黒砂糖にはエネルギーつまり「気」（生命波動）が満ちています。

しかし、近代工業は致命的なあやまちを犯した。

これら生命エネルギーの素を〝不純物〟とかんちがいして、捨て去ったのです。

九九・九％のショ糖は完全に自然パワー（気エネルギー）を失った毒の白い粉となったのです。

幼年期に甘やかされた正岡子規、仇名は〝青瓢箪《あおびょうたん》〟

●砂糖消費量は文明に比例……？

白砂糖は、産業革命以来の近代文明の象徴でもありました。

「砂糖の消費量は、文明に比例する」

ひとびとは、本気でこう考えていたのです。

白砂糖を消費する階級こそ、文明の恩恵に浴することができる。

さて――。ふりかえって日本は明治維新の〝文明開化〟。

明治時代のエリートたちは、競って西洋文明を取り入れました。

食生活でも、日本の伝統食は古臭く、封建的で、栄養に乏しい……と、卑下されていた。

代わって、知識人や財界人たちが競って取り入れたのが洋食です。

そのなかでも、肉食と白砂糖は特権階級の証しでした。

明治の文豪たちも、競って洋風の食事を取り入れました。

その典型が正岡子規です。彼の食べまちがいの悲劇は、幼少期から始まります。

幼い頃の子規は、泣き虫で弱虫だったといいます。体躯が小さく、病弱。近所の子どもたちは、その風貌と元気のなさから、子規を「青瓢箪《あおびょうたん》」とヤユしたとのことです。

●脊椎カリエス、三五歳で死亡

子規が幼い頃から病弱だった原因のひとつが、〝甘い物〟でした。

母親の愛情が深すぎたのか、甘い菓子を与えるとすぐに泣きやむ。そこで、甘い物漬けで育つ。

白砂糖の害のひとつとして、体を陰性体質に冷やすことがあげられます。

わかりやすくいえば、血行不良で体温も低い。元気がない。まさに漢方でいう「虚血」の状態になってしまう。

当然、顔色も悪い。

「青瓢箪」とからかわれた幼い子規は、その頃から、砂糖の毒に侵されていたのです。

この甘いもの好きが、けっきょく子規の寿命を縮めてしまいました。

彼は三五歳という若さで亡くなっています。

彼を蝕《むしば》んだ業病が脊椎カリエスです。

別名〝骨の結核〟。骨が病原菌に侵されてもろくなり、寝たきりの生活を余儀なくされる。

若くして病床に伏せる子規が書き残した日記が『仰臥漫録《ぎょうがまんろく》』です。

記録魔の子規らしく、毎日食べたものも克明に記録しています。

餓鬼道の死期を早めた〝子規の食卓〟

●牛乳一合、菓子パン一〇個

わたしは、その記録を見て絶句仰天しました。

――朝　粥四椀、昼　粥四椀、夕　奈良茶飯四椀、牛乳一合、菓子パン一〇個、昼飯後、梨二つ、夕飯後、梨一つ――

ガリガリに痩せた重病人でありながら、この過食、美食、偏食ぶり……！

一日一食でビーガンのわたしから見ると、気持ちが悪くなる。

一週間どころか一日で死んでしまう……と思える量です。

ここで着目すべきは菓子パン一〇個。これは、砂糖を食べているようなもの。

過食、白砂糖は、体液を酸性（アシドーシス）にします。そして、血液は〝汚血〟となる。

体内のウイルス、病原菌は、ここぞとばかりに繁殖する。

〝骨の結核〟脊椎カリエスが慢性化、悪性化するのも当然です。

牛乳も先述のように、消化で「酸毒」を発生し、カルシウム脱落で骨をスカスカにします。

子規の収入の半分以上が、これら贅沢な食事に消えたといいます。

それには理由があります。医者の誤った栄養〝指導〟です。

「結核は、とにかくいい栄養を与えて体力を付けるように」

だから、看護に当たった母親と妹は、自分たちの食事はお茶漬けなど粗食に徹し、子規だけには肉、魚、牛乳、菓子パン、果物など、贅《ぜい》をつくした食事を三食与え続けたのです。

とうぜん、カリエスは悪化し、餓鬼道におちいった俳人は、膿と血と糞便に塗《まみ》れて、三五歳で息を引き取ったのです。

漱石を若死にさせた「食べまちがい」

●漱石の〝牛肉好き〟

夏目漱石も「肉」と「砂糖」に〝殺された〟ひとりです。

彼は四九歳で、胃かいようの大量吐血で死亡しています。

文豪とはいえ、考えられない若さです。その死因こそ〝食べまちがい〟です。

明治の文化人の例にもれず、漱石もまさに洋食一辺倒でした。

洋食は優れる。和食は劣る。これが、当時の知識人に刷り込まれた栄養学でした。

漱石がまず傾倒したのが肉食です。とくに牛肉には出費を惜しまなかった。夏目家の家計簿が残されていますが、毎月の牛肉購入に当てた費用がスゴイ。なんと、現在の貨幣価値に換算して約三〇万円……！　それだけ牛肉を買って、ほぼ毎夜のようにすき焼きなど牛肉料理を堪能した。

これまでのべたように、肉類は健康破壊します。

それには、（1）「腐敗」、（2）「酸毒」、（3）「血栓」の三ステップあります。

このうち（2）「酸毒」こそ、漱石を死ぬまで苦しめた胃かいようの原因です。

動物食（アニマルフード）や白砂糖を食べると、消化過程で様々な酸が生成されます。

すると、血液pHが酸性に傾き、体が酸性体質（アシドーシス）にかたむく。

●四九歳の若さで大量吐血死

肉、砂糖とも、食べ過ぎると（2）「酸毒」で血液は酸性にかたむきます。

すると、交感神経が緊張し、血管は収縮します。つまり、血行不良となる。

重ねて（3）「血栓」が進行する。さらに、全身の血行障害は悪化します。

それは、もっとも弱い臓器から始まります。漱石の持病、胃かいようが悪化するのは当然です。

ケタ外れの肉食に加えて、漱石は異常な甘党でした。夜中に起きて密かに大福を一〇個近くも平らげていたのを目撃された……というエピソードもあります。

ハイカラ好みの漱石は、朝のトースト用に、大きな瓶入りジャムをイギリスから購入していました。そして、その一瓶のジャムをいちどに全部食べてしまった……という。

聞いただけで気持ち悪くなる。もはや、病的な砂糖中毒です。

とうぜん、胃かいようは悪化するいっぽう……。

ついに文豪は、五〇歳を目前にして大量吐血の血にまみれて息を引き取ったのです。

――漱石を　若死にさせた　食べまちがい――

鷗外も、啄木も〝甘味〟の犠牲者だった

●来客をもてなした大福茶漬け

漱石と並び称される文豪が、森鷗外です。

鷗外の変わった嗜好として伝えられるのが、大福茶漬け。

これは、ご飯の上に大福を載せて熱いお茶を注ぎ、箸で大福をぐちゃぐちゃにして、ずるずるとすする……。それを鷗外は無二の好物としていた。来客のさいは、喜んでこの大福茶漬でもてなした、という。この面妖な食い物を前にした客人の当惑顔が、眼に浮かびます。

やはり鷗外も漱石に負けず劣らずの甘党だった。

ライバル漱石よりは長生きしているものの、それでも六〇歳でこの世を去っている。

天才歌人・石川啄木も夭折だ。貧困の中、二六歳の若さで結核で亡くなっている。

ある栄養学者は、啄木の作品から私生活まで研究し、こう結論づけている。

「啄木は典型的な低血糖症です」

低血糖症の発症原因の第一が、砂糖のとり過ぎである。

●啄木の悲しみは低血糖症

そのメカニズムを表すのが、ＧＩ値（グリセミック・インデックス）。

これは、血糖値の上昇速度を示す指標である。

同じ炭水化物でも、消化器から吸収され血糖値を上昇させるスピードには差がある。

もっともはやい速度で血糖値を上昇させるのがブドウ糖で、数値（ＧＩ値）を一〇〇とする。

比較すると、玄米より白米のほうがＧＩ値は高い。さらに、白米より砂糖が高い。

血糖値の上昇速度がはやいと、体は血糖値抑制ホルモンであるインスリンを分泌する。

しかし、精製された白砂糖など高ＧＩ値の食品ばかりとっていると、インスリンが分泌されっ放しとなる。すると、血糖値はつねに抑制されて、低血糖症となる。

これが、「甘いものをとり過ぎると低血糖症になる」というパラドックスの原理である。

低血糖症は、現代の文明病と呼ばれている。

その症状は、「疲れ」「うつ」「イライラ」「頭痛」「めまい」……など。

「……この病気は、白い小麦粉や砂糖が主に原因で起きる。しかし、それだけではなくビタミンやミネラルの不足も発病のきっかけとなっているらしい。なぜならば、白い小麦粉や砂糖をやめ、ビタミン剤やミネラル剤を与えたり、加工食品をやめて手作り料理にすると、二、三カ月ほどで治るからだ」（今村光一氏『今の食生活では早死にする』）

啄木もまた、ハイカラ好みの文学青年だった。

「……はてしなき議論の後の／冷めたるココアのひと匙を啜りて／そのうすにがき舌触りに、われは知る、テロリストの／かなしき、かなしき心を。」（『ココアのひと匙』）

●理想は日本の伝統食にあり

――明治の文豪たちは、次々に若死にしています。その理由のひとつが、欧米の食事こそ文明的に優れていると、かんちがいしたためです。かれらの進取の気風が、仇《あだ》となった。

一九七七年、アメリカ政府は約五〇〇〇ページにおよぶ「食事と健康」に関する報告を公表しました（米上院栄養問題委員会報告書『マクガバン報告』）。

同リポートは、こう結論づけています。

「……欧米先進国の食事は、完全にまちがっていた。先進国に多いガン、心臓病、脳卒中、糖尿病、精神病なども、『食べまちがい』が原因だった」「その最大原因は、高たんぱく、高カロリー、高脂肪、高砂糖、高精白の〝五高食品〟である」

そして、同リポートはこう結論づけている。

「……人類は、もっとも理想的な食事に到達している。それは、日本の伝統食である」

一日一個の唐揚げでも、一〇年早死に！

●揚げ物の害を徹底調査

ガンの原因、〝汚血〟――。その一〇大原因の五番目が揚げ物です。

英語でいえば〝フライド・フード〟。

この揚げ物食品の健康への害は、まだよくわかっていませんでした。

そのナゾに初めて挑んだ調査があります。

それは一〇万七〇〇〇人の女性を対象にした大がかりなものです。

結果は二〇一九年一月、英国医師会雑誌『ＢＭＪ』に掲載され、世界に衝撃を与えています。

調査を行ったのは、米アイオワ大学ウェイ・パオ博士らのチーム。研究は全米四〇か所の病院で、一九九三年から九八年にかけて、中高年の女性（五〇〜七九歳）を対象に調査し、その後、平均一八年間もの追跡調査を行った結果です。

標本数が一〇万件を超え、さらに追跡調査に一八年もかけた……。

その研究執念には、頭が下がります。

●一日一個で死亡率一三％悪化

さて――、アメリカ人はファストフードが大好きです。

その日食べたものを聞いたら、三六％がファストフード……という報告もあります。

その別名はジャンクフード。〝クズ食品〟という意味です。

〝ゴミ〟のような食べ物を食べていれば、体も〝ゴミ〟レベルになってしまいます。

アメリカは、国民一人あたり医療費は世界最高で、健康度は世界最低……です。

つまり、それだけ病人大国なのです。

今回の調査でも、アメリカを蝕む〝食べまちがい〟症候群の現実が浮き彫りになりました。

例えば、アメリカ人の大好きなフライドチキンを毎日食べるとどうなるか。


「毎日フライドチキン一個食べるだけで、死亡率は一三％増える」


わかりやすくいうと、平均寿命八〇歳とすると約七〇歳で死ぬ。

つまり、フライドチキンの常食は、寿命を一〇年縮める。

さらにこの調査では、他の揚げ物のリスクも発表しています。

魚や貝など魚介類のフライを毎日食べる人も、死亡率は七％増加していました。

「……フライ食品は、世界で広く食べられている。しかし、長期間にわたる影響は、これまでほとんど不明だった。揚げ物食品と死亡率の関係を調べたのは、アメリカで本研究が初めてである」（パオ博士）

ここで、「毎日」という条件があることに注目。たまに食べるていどなら、リスクはさらに低くなります。

つまり、揚げ物食品を毎日食べるのはひかえたほうがいい、ということです。

ちなみに、同じフライ食品でも、ポテト系は要注意です。

マクドナルドなどで出すフレンチフライは、週に二回食べるだけで死亡率は二〇〇%……。

つまり二倍になる。フライドチキンよりフライドポテトのほうが危険とは、意外です。

日本の「唐揚げブーム」もあぶない

●年二二〇億個の唐揚げ中毒

現在日本は、異常ともいってよいほど唐揚げブームです。

唐揚げこそ日本版フライドチキン。やはり、唐揚げモリモリ家族は死亡率が跳ね上がります。

子どもに毎日唐揚げ弁当は、そうとうにヤバイ。「死ね！」というにひとしい。

親より先にポックリ死にかねない。

日本人の唐揚げ好きは、すでに危険水域にあります。

その消費量は、年になんと二二〇億個……。

国民一人あたり年間二四〇個も食べている計算になる（二〇～七九歳）。

唐揚げ専門店の店舗数は、二〇一一年の四二〇店舗から、わずか七年で一四〇八店舗へ、三・四倍も拡大している。

唐揚げ消費トップ3の都道府県も公表されている（一人一カ月消費量）。

一位、青森県（三三個）、二位、大阪府（三一個）、三位、福岡県（三〇個）。

これらの県では、県民が毎日一個、唐揚げを食べている！

こうなると、まさに日本列島は、〝唐揚げ列島〟と化したおもむきがある。

ちなみに、消費量一位の青森県は短命県で九年連続ワーストワン。

唐揚げ消費量と寿命が、かんぜんに反比例している……。

「揚げ物好き家族は早死にする！」――一〇大原因

●毎日揚げ物は不幸への道

「揚げ物好き家族は早死にする！」

この事実を、まずは受け止めてください。

揚げ物料理はだめというのではありません。たまの天ぷら、フライは、美味しいものです。

しかし、毎日のように揚げ物料理を食べるのは、ひかえたほうがいいでしょう。

このアメリカでの一〇万人以上を対象とした疫学者調査で、それは明らかです。

では――。フライ食品控え目のほうがヘルシーな理由をあげてみます。

（1）強力発ガン物質：高温調理で発ガン物質（アクリルアミド：AA）。
――揚げ物調理の自然界にない高温二〇〇～三〇〇℃が、強い発ガン物質を生み出す。

（2）肉食の害：腸で悪玉菌のエサになり猛毒物質を発生。
――動物食は腸内で腐敗発酵し、猛毒インドールや発ガン物質を大量に生じさせます。

（3）血液酸性に：発生する活性酸素（酸毒）が万病の原因となる。
――動物たんぱくは消化過程で、酸性物質（酸毒）に変わり臓器に炎症等を起こす。

（4）血行障害：酸性体質で交感神経が緊張、毛細血管が収縮する。
――さらに脂汚れ（アテローム血栓）が血管内壁に沈着し心筋梗塞などの原因になる。

（5）細胞酸欠死：毛細血管が詰まると、酸欠で臓器は腐り、壊死、ガン化する。
――「細胞を酸欠状態にすると一〇〇％ガン化する」（O・ワールブルグ博士）。

（6）過酸化油：油が酸化すると強い発ガン作用を発揮する。
――油脂は空気に触れると急速に酸化し、発ガン性、活性酸素で万病の元になる。

（7）カルシウム脱落：「酸毒」中和のため「脱灰」現象で骨がスカスカになる。
――肉など動物たんぱくは消化で酸が発生し、中和のためカルシウムが溶出する。

（8）毒性アンモニア：腸から全身に回り肝臓・腎臓が弱り万病に。

——動物食を毎日食べると、肝臓・腎臓に大きな負担となり、機能を低下させる。

（9）加熱「糖化」：活性酸素を発生させ、臓器・組織を傷める。

——たんぱくと糖分が結合しＡＧＥ（終末糖化産物）となり臓器を酸化し傷める。

（10）危険な油：トランス脂肪酸、動物油脂、リノール酸過剰、サラダ油。

——有害な油に要注意。比較的に安全なのはエゴマ油、亜麻仁油、オリーブ油など。

カリフォルニア州、コーヒーに発ガン性「警告」表示

●焙煎高熱で発ガン物質

コーヒーにも発ガン性——コーヒー好きのかたには、ショックでしょう。

ウソだろ。デマだよ。聞きたくない。その気持ちもわかります。

ただわたしは、コーヒーをやめなさい、と言っているのでありません。

その効用もわかっているつもりです。ときおりの一杯は、ほとんど問題ないでしょう。

しかし、毎日何杯も飲んでいる〝コーヒー通〟のかたは、この情報を頭のすみにおいたほうがよいでしょう。

コーヒーに発ガン物質が生じるメカニズムは、揚げ物料理で発ガン物質が生じるのと同じです。

コーヒーの製法のひとつに焙煎があります。コーヒー豆を高温で煎《い》るのです。

■高加熱で、発ガン物質アクリルアミドを生成

①ポテトチップス	3.544 ― 0.467
②かりんとう	1.895 ― 0.084
③フライドポテト	0.784 ― 0.512
④ほうじ茶	0.567 ― 0.519
⑤コーンスナック	0.535 ― 0.117
⑥フライドオニオン	0.428
⑦カレー粉	0.423
⑧アーモンド	0.324
⑨ビスケット、クッキー	0.302 ― 0.124
⑩クラッカー	0.302 ― 0.053
⑪麦茶	0.270 ― 0.256
⑫コーヒー	0.231 ― 0.151

表４－１　食品１グラム中のアクリルアミド（ＡＡ）
単位＝マイクログラム、国立医薬品食品衛生研究所食品部の分析結果
出典：『東京新聞』2002 年 11 月 17 日

この高温で豆の成分が変質して、発ガン物質（アクリルアミド：ＡＡ）が生成するのです。同じ現象は、他の加熱する加工食品にも起こります。

もっともＡＡが生じるのがポテトチップス。

やはり、マクドナルドのフライドポテトを週に二回食べるだけで、死亡率二倍……というショッキングな事実をお伝えしました。

どうもポテト成分には、高熱でＡＡを多く発生させる成分が存在するようです。

「……ＡＡは、摂取されると体内でＤＮＡ損傷・変異させる物質グリシダミドに変化する。またＡＡ自体にもマウス実験でガン増殖が確認されている」（米国立ガン研究所：ＮＣＩ）

加熱調理でＡＡを発生させる加工食品の一覧（**表４－１**）を参照してください。このリストにコーヒーも含まれていることに気付くでしょう。

ちなみにコーヒーの苦味・酸味成分であるコーヒー酸にも、発ガン性が指摘されています。

●市民グループの完全勝利

米カリフォルニア州の州法は、こう定めています。

「食品中に発ガン物質の存在が明らかな場合、『警告表示』されなければならない」

これは、タバコの「警告表示」とおなじ。禁止するのではなく、注意する。

あとは消費者の判断にまかせます。

この州法に従い、コーヒーに含まれるＡＡの存在が問題になりました。

市民グループは二〇一〇年、タバコ同様にコーヒーにも「警告」の表示義務を求めて、裁判所に提訴した。これに衝撃を受け危機感をつのらせたのが、スターバックスやネスレなどのコーヒー会社。発ガン性「警告」表示など、コーヒーの健康イメージを損なう。

断じて認められない。約七〇社もの業者が〝連合軍〟を結成して市民グループに立ち向かった。

彼らは優秀な弁護士を雇って強力な弁護団を結成。

それに対して市民グループ側は、たった一人、メッツガー弁護士のみ。

まるで「刑事コロンボ」みたいに風采のあがらない彼は、コーヒーの発ガン性に関する膨大な証拠を集めて、〝連合軍〟側の弁護団と対決した。

けっきょくコーヒー業界側は、コーヒーに発ガン物質ＡＡが含まれることを認めた。

しかし、リラックス効果などそれを上回る健康効果がある、と反論。裁判は長期におよんだ。

そして、二〇一八年五月七日、ロサンゼルス上級裁判所により下された判決は……。

「カリフォルニア州は、州法によってコーヒーに発ガン『警告』表示を義務づけよ」

市民グループ側の完全勝利である。

●コーヒーは一日一杯、そして緑茶にシフト

自分の好物についてネガティブな情報を聞かされると不快になる。

これは、人間の自然な心理です。コーヒー好きにとっては、聞きたくないニュースでしょう。

しかし、――**諫言《かんげん》耳に痛し**――とは、昔から言われること。

好きなかたは、一日何杯ものコーヒーを一杯にするなど、工夫すればいいのです。

ちなみにアルコール飲料にも催奇形性、発ガン性が指摘されています。

呑ん兵衛にも、自覚と節制が必要ですね。

この〝カリフォルニア・ショック〟は、業界だけでなく、コーヒー好きにも、少なからず動揺をあたえるでしょう。

いっぽう、日本の緑茶（グリーンティー）がいま、世界で絶賛されています。

こちらはガンを防ぐ効果も証明。胃ガンがなんと五分の一に激減するという報告もあります。

コーヒー好きも、緑茶にシフトしませんか？

第5章 「波動」を知ればガン知らず、タダで自分でできる

――長息、筋トレで、笑い飛ばそう！

「貯金」より「貯筋」！　筋肉は裏切らない

●指一本でも必死で動かせ

六番目の〝汚血〟原因は、「運動不足」です。
人間も動物です。それは「動く物」と書きます。だから、日頃から動いてナンボです。
動かない↓筋肉の衰え↓血行不良↓血が濁る↓〝汚血〟↓ガン細胞……
という流れでガンになります。
私たちを動かす筋肉は、老化しません。しかし、退化はします。
つまり、使えば老人でも発達しますが、使わないと青年でも衰えます。
ヨガの教えに次の一言があります。
――運動不足は、緩慢な自殺である――

専門医は「七〇歳以上では、一日寝込むだけで一年分老化する」と警告します。

一〇日寝込めば八〇歳、二〇日寝込むだけで九〇歳の体力になるのです。

まさに、筋肉は老化しないが退化する。運動不足がいかに生命力を奪うかがよくわかります。

衰えるのは、筋肉だけではありません。内臓からあらゆる生命機能も衰えるのです。

沖ヨガの創設者・沖正弘先生は、こう諭しています。

「寝たきりでも、指一本動かせたら全身全霊の力をこめて動かせ」

「すると、全身の筋肉・機能が連動して活性化する」

●「運動」でガンは三分の一に！

「運動」はガンを予防する――それは、多くの研究が証明しています。

たとえばラットの実験で、回転輪を走る「運動組」と比較すると、じっとしている「運動不足組」の大腸ガンの発症率は二・七倍。小腸ガンは、さらに多い三・三倍です。

ガン全体を比較しても、「運動組」の発ガン率は、「非運動組」の三分の一でした（アメリカ健康財団、レディ博士ら）。

運動や筋トレがガンを防ぐ第一の理由は、筋肉運動による血行促進でしょう。

血行不良などによる酸素欠乏は、細胞を一〇〇％ガン化させることが証明されています。

第二の理由は、筋肉運動で分泌される筋肉ホルモン〝マイオカイン〟の作用です。このホルモンは、老化防止、免疫向上、代謝促進……など、すべてが健康と若さ維持にはたらきます。

第三の理由は、筋電流の刺激と気エネルギーの連動です。筋肉を動かすのは運動神経が発する「筋電流」の刺激です。その躍動的な波動こそ、気エネルギーのダイナミズムそのものです。

だから、筋力は気力に通じるのです。

今、シルバー世代に筋トレが静かなブームです。

筋トレ、ボディビルをお勧めするのは、ガン予防だけでありません。

筋肉強化は万病を予防し、若さを保つからです。まさに、筋肉は裏切らない。


――「貯金」より「貯筋」――

思い立ったが吉日。今日から筋トレにチャレンジしましょう！

「筋肉」に最大負荷八割超を五秒以上加える

●「アイソメトリックス」のすすめ

わたしが二〇代から実践している筋トレ法があります。

それが「アイソメトリックス」筋肉強化法です。別名、静的筋肉強化法――。

これはジムに通わず、機器も用いず、いつでも、どこでもできるのが特長です。

アイソメトリックスは、以下の運動生理学の原理にもとづいています。

「筋肉は、最大負荷の八〇％以上の力を五秒間以上こめると最大速度で発達する」

だから、コツは全身全霊の力を筋肉に思いっきりこめること。

ポーズは四つあります。

（1）勝者のポーズ：いわゆるガッツポーズ。両腕から背筋、腹筋に思いきり力をこめる。

（2）合掌のポーズ：胸筋を上腕筋と肩の筋肉を主に鍛えます。合掌に全身の力をこめる。

（3）重ねのポーズ：両手を重ねて互いに思いきり反発させ、両腕筋肉を同時に鍛えます。

（4）鉤《かぎ》のポーズ：両手の指を鉤にして、両側に力一杯引っ張って上腕、背筋力を鍛える。

●筋肉ホルモン・マイオカイン

筋肉が豊かな人は若々しい。筋肉が貧弱な人は弱々しい。

その理由は、いまさら説明の必要はないでしょう。

筋肉質の人がエネルギッシュなのは、筋肉から若さのホルモンが分泌されているからです。

学名・マイオカイン。〝筋肉ホルモン〟という意味です。

筋肉はこれまで、ただのエネルギー消費器官と思われていました。

ところが近年、筋肉を使うとそこから生理活性物質が放出されることが発見されたのです。

それも一〇〇種類近くに上るそうです。

その作用は、老化防止、代謝促進、免疫力増強……など。

すべて若さを保ち老化を防ぐはたらきなのです。
シルバー・ボディビルダーが、年をとっても若々しくエネルギッシュなのも、強化発達した筋肉のなせるわざです。

長ァーい息は「長生き」。長息法（ロングブレス）

●気忙しい人は短命である

七番目の〝汚血〟原因……それは「呼吸」が浅いこと。

――少食長寿、長息長命――

東洋医学の健康法、二本柱です。
根本には、「ヨガ」の奥義があります。
「ヨガ」は、始原は一万年前にもさかのぼるといわれます。
最古の生理学、医学、哲学などの科学であり、そして宗教です。
「ヨガ」は次のように教えます。
人間、生まれたときに一生に食べる量は決まっている。
だから、大飯食らいは〝食いおさめ〟が早く来る。
同様に、生まれたときに、一生に吸う空気の量は決まっている。

だから、気ぜわしい人間は〝吸いおさめ〟が早く来る。

だからヨガ行者は、できるだけ少食を心がけ、長息を実践します。

かつては一五〇歳以上生きた行者すら存在しました。

真の長命法は、ヨガにあったのです。

●呼吸で心身コントロール

人間のからだは、自律神経によって支配されています。

心臓の動きなどは、自分でコントロールすることはできません。

しかし、「呼吸」だけは自分で制御できます。

ヨガの行者は、この「呼吸」をコントロールすることで、生理状態を自在に調整するのです。

この「呼吸」による心身の制御こそ、ヨガの秘技です。

心をしずめて「呼吸」と心身を調和させることが、「瞑想」です。

近年、ヨガ「呼吸法」が世界の心理学、生理学、さらに医学の分野から注目を集めています。

「呼吸」をととのえると「心身」がととのう。それが現代医学でも証明されてきたからです。

これは、「波動生理学」からみれば、じつに理にかなっています。

「呼吸」の動作こそ、大きく、ゆったりとして、まさに「波動」そのものです。

つまり、「呼吸」をととのえれば、「生命波動」つまり「生命エネルギー」も、ととのう。

ガンをはじめ万病は「生命波動」の乱れです。

だから、意識的にゆったりした「呼吸」を行えば、あらゆる生命波動も、それに同調してゆったりと、ととのいます。

息をゆっくり数える「数息観」でガンを消す

●血流がポカポカ改善する

あなたの生命エネルギーをととのえる。

そのためのもっともかんたんな方法が、「長息呼吸法」です。

英語で〝ロングブレス〟といいます。

方法はじつにかんたんです。古くから伝わる禅の修業法「数息観《すそくかん》」です。

まず、ゆっくり息を吐ききります。次に、「呼吸」を十分に吸ったあと、やはり、心のなかで、一、二、三……と、ゆっくり数えます。しだいに、数える数が増えていきます。

わたしは、リラックスしているときにこの数息観を行います。心を静めて、ほとんど吐くか吐かないかくらいでゆっくり吐いていくと、九〇くらいまで数えることができます。

つまり、「呼吸」が一分半に一回になるのです。

おどろくことはありません。

ヨガの行者では五分間に一回などと、信じられない能力の人すらいるそうです。

このロングブレス法は、長命法だけでなく、全身の血管を開き、血行を促進する素晴らしい効果があります。

長息法を始めるとすぐに変化を感じるはずです。両手の指先がポカポカ温かくなります。

指先の抹消血管が開いて血行が促進されているのです。同じ変化は全身で起こっています。

●白髪、肩こり、冷え性も消える

ガンの原因、いや万病の原因は、血行不良です。

血流不全で体細胞に栄養と酸素は欠乏し、ぎゃくに〝体毒〟はたまります。

それが、ただ「呼吸を長くする」だけで、改善するのです。

「数息観」による効果は、ガン、万病を治すだけではない。

身近な気になる不調を改善してくれます。それが「白髪」「肩こり」「冷え性」などです。

これらはすべて、末梢血管の血流不全が原因です。

だから、これらに悩むかたは、呼吸が浅いはずです。

さらにいうなら神経がピリピリした性格ではないですか？　いわゆる交感神経緊張タイプです。

すると、さらに毛細血管が収縮して血行が悪くなり、白髪、肩こり、冷え性……の悪循環です。

「数息観」は、いつでもどこでもできます。

目を閉じ、リラックスして、吐く息をゆっくり数えましょう。

そのとき、吐く息に意識を集中します。

吐く息、そして吸う息……そこに、みずからの気エネルギーの出入りを感じましょう。

すると、自分の生命エネルギーの波が、気の出入りと同調しているのを感じるでしょう。

これが、「気功」なのです。

体の〝シコリ〟は〝ジワーッ、パッ〟で治す

●悪い姿勢のコリで〝汚血〟に

八番目の〝汚血〟理由が、悪い姿勢、体の悪い使い方がもたらす血行不良です。

それは、体の各所に〝コリ〟をつくり、「気」「血」「水」の流れを阻害します。

これらの流れが滞《とどこお》った箇所が〝コリ〟です。肩がこる……などは、その典型的症状です。

ヨガには、さまざまな体操、ポーズがあります。

これも、瞑想のあと、体のコリを解きほぐす体操が進化、発展したものです。

血液循環療法の創始者、小山善太郎氏の著書『百病治癒秘訣』(千書房)には、「硬結」という言葉が記載されています。

「……『硬結』とは、組織の一部が、異物の刺激、炎症、感染などの理由により、結合組織の増

殖をきたして、硬くなること」

俗にいう〝シコリ〟のことですね。

●整形外科で治らぬ盲点を

しかし、腰痛で整形外科を訪れても、ＭＲＩ検査では骨しか映らずシコリは映らない。

それで、骨の異常が原因だと診断（誤診）されてしまう。

しかし、患者の痛みの原因は、骨ではなく筋肉の〝シコリ〟だった。

『すごい血流術！』（血液循環療法専門学院）の著者、大杉幸毅氏（大杉治療院院長）は、手技療法一筋四〇年の達人。その技は、患者から「神の手」と呼ばれている。

その手技とは？
①疲れ取りやほぐしを目的としたマッサージではない
――指で血液の巡りを改善することで、劇的な治療効果を生む。
②医者もお手あげの大病も効果てきめん
――「心筋梗塞」「脳梗塞」「胃ガン」なども血行回復させた多くの実績。
③素人でも技術を習得でき、人助けできる
――病気で苦しむ世界中の人々があなたの治療を求めている。

手技のコツは、一言でいえば「ジワーッ、パッ」。つまり、〝シコリ〟をゆっくり押して、パッと放す。あくまで、やさしく。強い刺激は逆効果となる。

●〝シコリ〟〝汚血〟痛みへ

大杉氏は、現代人が訴えるさまざまな〝痛み〟の原因について、次のように語る。

「……腰痛、座骨神経痛の原因は、私の臨床体験からいえば、約九割が腰部や臀部の筋肉の〝シコリ〟（硬結）です。病院の検査の画像診断（ＭＲＩ）は骨格しか見えないので、骨格の変化（異常）に原因を求め『椎間板ヘルニア』『脊柱管狭窄症』『腰椎すべり症』などと診断しますが、筋肉・靭帯などの軟部組織のシコリは見落とされています。血液循環療法を施術すれば治るのに、不必要な手術を受けている患者が多い……」

病院が見落とす〝シコリ〟が原因の「痛み」は、じつに多い。

これら「痛み」は、〝シコリ〟による血流不全で組織が酸素と栄養欠乏になっています。

さらに、〝汚血〟がたまって、炎症を起こしているのです。

「……この〝シコリ〟ができる原因は、姿勢の悪さ、筋力低下、運動不足、血流の悪化、ストレスと過食、代謝の低下（老化）などによって疲労物質が蓄積して、〝シコリ〟（硬結）になるのです。この部位に、強揉みや強押しをしないで、ソフトに循環をよくする手技を施せば、『痛み』は、即座に軽減します。さらに続けていけば、血流がよくなり、酸素が供給され疲労物質が分解されて〝シコリ〟がゆるみ、完治するのです。手のとどくところは、自分でもできます。だから、覚えておけば、おおいに助かります。『ジワー・パッ健康教室』セミナー（毎月一回東京・大阪で開催）で、やり方が学べます」（同）

■全身の“シコリ”は「ジワー、パッ」で治る

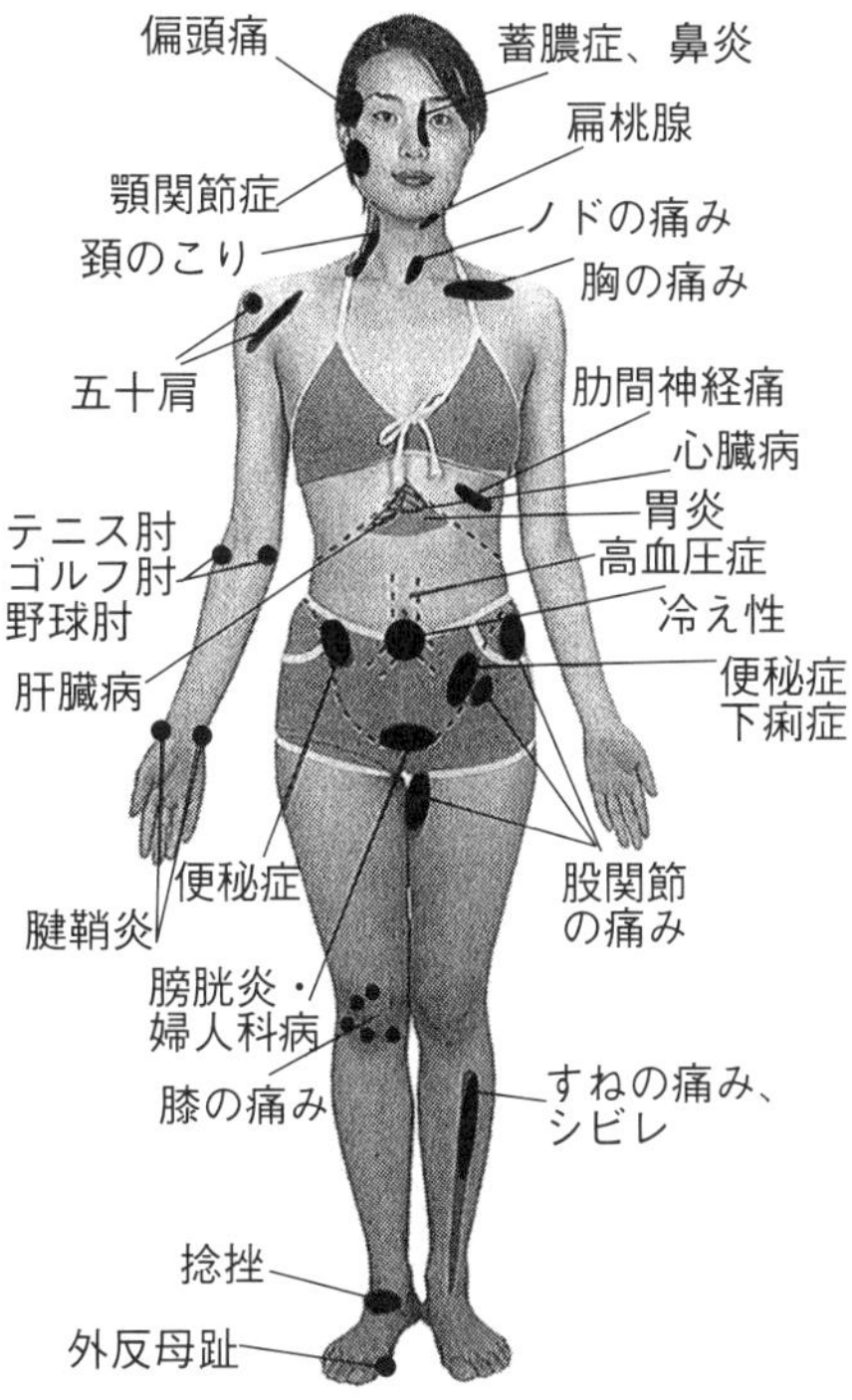

図5－1
出典：「血液循環療法専門学院」資料

●自分でできる！　一生の宝物

現代人は、「痛み」といえば、すぐ〝痛み止め〟に手を出す。

これは、わたしが尊敬してやまなかった故・安保徹博士も、厳しく戒めていました。

「……〝痛み止め〟（消炎鎮痛剤）は、血流を止め、組織破壊を促し、新たな病気が上乗せされる」と著書『「薬をやめる」と病気は治る』（マキノ出版）で警告しています。

「……腰が痛い↓消炎鎮痛剤を使う↓腰の痛みがぶり返す↓消炎鎮痛剤を使う……という繰り返しは、《交感神経の緊張↓顆粒球の増加↓血流障害↓組織破壊》という最悪のサイクルができあがります」（安保博士）

組織破壊の最後に待つのは、多臓器不全、そしてガンです。

これに対して、〝指一本〟で治してしまう大杉氏たちの手技は、からだにやさしく、効果ばつぐんで、副作用はまったくないのです。

「……くび痛、頭痛、五十肩、肩こり、膝痛、足痛なども同様に〝シコリ〟が原因です。だから、指一本で治すことができるのです。高血圧や冷え性、胃痛、下痢症、便秘症などのお腹の不調も自己治療で解消できます。ガン・心臓病・高血圧症・糖尿病などの生活習慣病の予防にもなるのです。これを覚えておけば、一生の宝物になるでしょう」（大杉氏）

「笑う」だけで死亡リスクは半減する

●寿命二倍でボケないぞ！

九番目の〝汚血〟原因は……「笑わない」。

最新の医学的報告があります。

「笑わない人の死亡率は二倍である」（山形大学医学部）

これは、「笑い」と「寿命」の世界初の医学的研究です。

「週に一度も笑わない」人と「毎日一度は笑う」人を比べてみました。

すると「笑わないグループ」の死亡率は「笑う」グループの二倍だった……。

はやくいえば、笑わない人は二倍早死にする。

「笑わない人の認知症リスクは三・六倍である」（福島医科大学論文）

「笑う」か「笑わない」だけで、人生にこんなに大差がついてしまうのです。

昔から「笑門来福《しょうもんらいふく》」（笑う門には福来る）といいますが、これほど大差がつくとは……。

●長生きしたけりゃ「笑う」

だから、長生きしたかったら「笑う」ことです。「笑い」は百薬の長なのです。

いつでも笑える陽気な人は、人生の達人です。「気」の「波動」が陽性なのです。

わかりやすくいえば、「気エネルギー」が強い。

いつも笑わず苦虫をかみつぶしている陰気な人は、「気」の「波動」が陰性……つまり弱い。

だから、死亡率は二倍、認知症リスクは三・六倍という悲惨な結果になるのです。

笑わない陰気な人は、体内に〝汚血〟がたまります。

「気」「血」「水」の流れが、とどこおっているのですから、とうぜんです。

その〝汚血〟がガンを育てます。だから、笑わない人の発ガン率は、笑う人よりはるかに高い。

ガンになりやすい人は、めったに笑わない。生真面目で頑固な人です。

わたしはそれを〝ガンが固まる〟体質と言っています。

「笑い」の波動は、ガンも吹き飛ばす

●不安、恐怖でNK細胞激減

その理由の一つが、NK細胞の活性度の差です。

NK細胞は、本人の感情や気分に大きく影響されます。気分が沈む。すると、NK細胞はガクンと減ります。ぎゃくに気分が高揚すると、グンと増える。

ガンの治療法のひとつに、「心理療法」（サイコオンコロジー）があります。催眠による暗示や

カウンセリングによる指導で、心理的な側面からガンを治す――という方法論です。

その根拠のひとつが、ＮＫ細胞の心身相関です。

「波動生理学」の見地に立てば、さらに深く理解できます。

ＮＫ細胞にも固有周波数（ソルフィジオ周波数）があります。

気エネルギーを高めると、ＮＫ細胞の周波数と〝共鳴〟して波動エネルギーレベルが高まり、急激に増殖、活性化するのです。

ぎゃくに、不安、恐怖などの陰気は、気エネルギーを乱します。すると、ＮＫ細胞の周波数も〝混乱〟して、波動エネルギーも低下します。ＮＫ細胞は激減、不活性化するのです。

「笑い」の「波動」に反応するのは、ＮＫ細胞だけではありません。おそらく、あらゆる免疫細胞、あらゆる体細胞が、プラス方向で〝共鳴〟波動することはまちがいない。

量子力学からいえば、肉体と重なる「幽体」「霊体」……つまり〝霊魂〟も〝共鳴〟して、至福の波動につつまれることでしょう。

●喜劇で笑うと、ＮＫ細胞六倍に

最近、世界の医学界でも、「笑い」の効用が注目されています。

そして、結論は――**「笑い」は万病を防ぎ、癒し、治す**――。

なかでも感嘆したのが、「笑い」がガンを克服する……という証明です。

■ **NK細胞はガンを攻撃する頼もしい兵士たち**

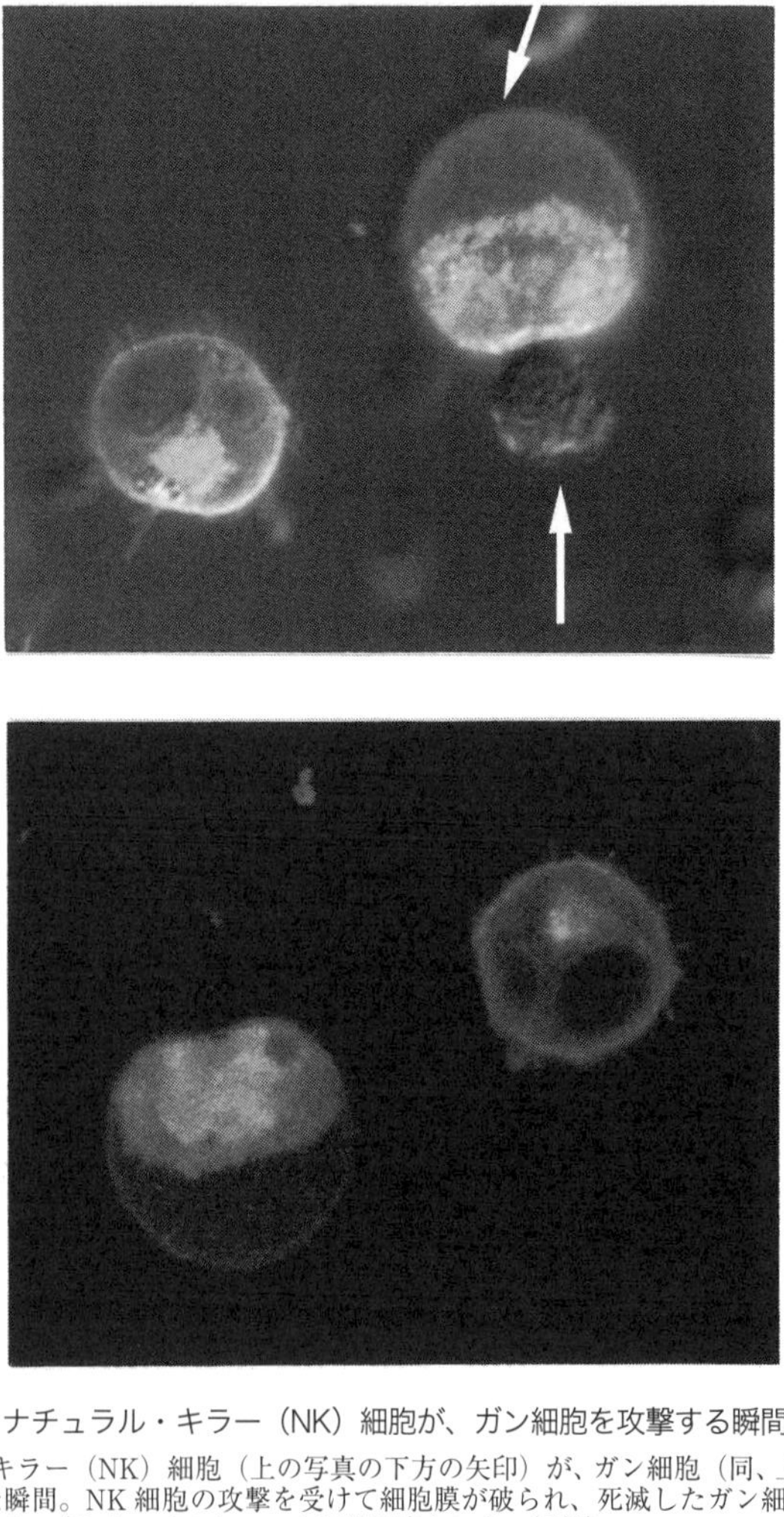

写真5-2　ナチュラル・キラー（NK）細胞が、ガン細胞を攻撃する瞬間

ナチュラル・キラー（NK）細胞（上の写真の下方の矢印）が、ガン細胞（同、上の矢印）に食いついた瞬間。NK細胞の攻撃を受けて細胞膜が破られ、死滅したガン細胞は、赤く染まっている。（ルイ・パストゥール医学研究センター提供）

三時間、喜劇を観て笑った結果、ガンと戦うＮＫ細胞が六倍に増えていたのです。

ＮＫ細胞は白血球の一種です。免疫細胞のなかでもＮＫ細胞は、ガン細胞に直接体当たりをかましちゃう。そして、その細胞膜を食い破り、なかに毒性たんぱく三種類を注入して、ガン細胞を瞬殺する。まさに、必殺仕置人みたいなスゴイ奴なのです。

写真５−２は、そのガン細胞攻撃の前後です。

上はガン細胞にアタックするＮＫ細胞、下は死滅したガン細胞です。

それは、分解され、体外に排泄されていきます。

このガンと戦う頼もしい兵隊が、笑うだけで数倍も増えるのです。

これが、笑い・・・・・・がガンを治すメカニズムです。

●笑い波動はＤＮＡも変える

「笑い」は、遺伝子構造も変えることができる。

この事実を世界で初めて実験証明したのが、村上和雄博士（筑波大学名誉教授）です。

その研究成果が一九九七年、論文として発表された。

「精神的な因子が、遺伝子スイッチの〝オン〟と〝オフ〟に関与する」

つまり、「ポジティブ（肯定的）な因子は、よい遺伝子のスイッチを〝オン〟にし、ネガティブ（否定的）な因子は、よい遺伝子を〝オフ〟にする」。

「肯定的な因子」とは、前向きな心です。

「……潜在能力が発揮されれば、全身に広がったガンが消えてしまっても不思議ではない」「潜在能力を引き出す方法は、心の持ちかたです。あることの実現を願ってひたすら心に念じる。すると、それが潜在意識に刻印されて、自然にその目標に近付く行動をとるようになります」（村上博士）

まさに量子力学でいう「引き寄せ」法則です。

●意識（量子波）でDNA変異

「人は思った通りのものになる」「イメージは実現する」

それは「意識」（量子波）が、そのひとの「生命」（気エネルギー）を導くからです。

この理論を裏付けるのが、遺伝子の「変異」と「修復」です。人の遺伝子も、その人の「意識」（量子波）によって、「変異」「修復」という方向性が決定づけられるのです。

村上教授が着目したのが、もっとも肯定的な「意識」である「笑い」です。

教授は「心と遺伝子研究会」を設立し、二〇〇三年、吉本興業と〝共同研究〟体制を確立した。

「笑いによって、どの遺伝子が〝オン〟になるか？」

きわめて真面目な研究テーマである。

「……『笑いが健康によい』とは昔からいわれてきた。『しかし、笑いが本当に病気を治している』という科学的な根拠は、まだ乏しかった。つまり、その『笑い』が『癒す』メカニズムが、まだハッキリしていなかったのだ」（拙著『笑いの免疫学』花伝社）

●二三種の遺伝子が変化

そして――。

ついに村上博士は、「笑い」によって二三種類の遺伝子が〝オン〟になることを解明した。

「二万一〇〇〇個の遺伝子の中から、ある特定の遺伝子が〝オン〟になって、別の遺伝子が〝オフ〟になっていました。これは、アメリカの科学雑誌に論文掲載されました」（同博士）

それは、被験者を「愉快な喜劇」で笑わせた後と、「退屈な講義」を聞かせた後……という比較だった。各々の遺伝子の階層区分を観察すると、二三種類の遺伝子で〝オン〟と〝オフ〟が、見事に「緑」「赤」の色分け区分で確認された。

これは「笑い」＝「意識」＝「量子波」＝「ＤＮＡ変化」を証明するものです。

「波動生理学」の面からも、きわめて評価に値する研究成果といえます。

■笑いの波動が 23 個の遺伝子を変化させた！

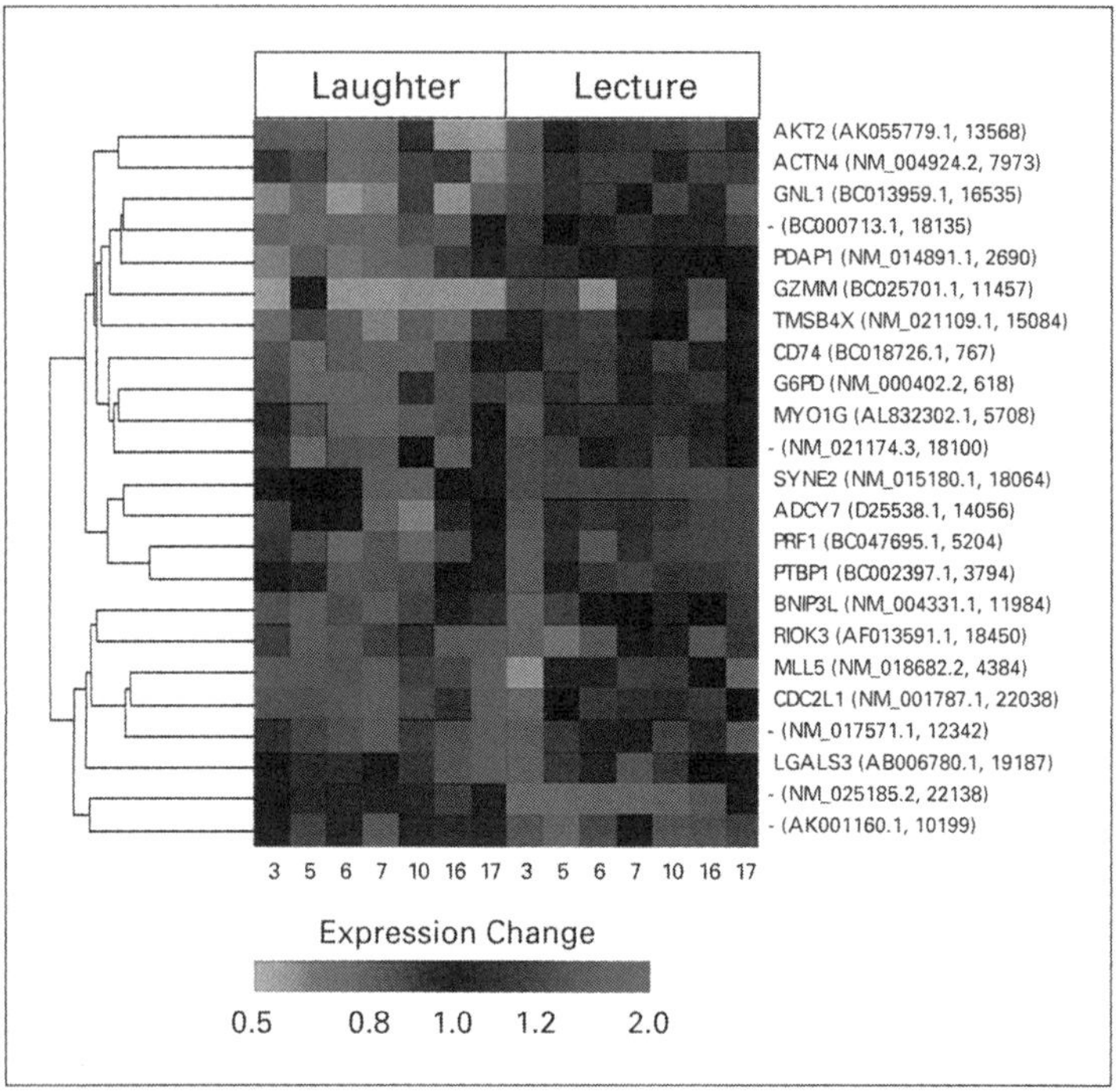

写真 5－3　23 個の遺伝子変化の階層区分

「緑」から「赤」への変化が、遺伝子スイッチの“オン”から“オフ”を表す。それはDNA の“メッセンジャー”RNA 量の増加で判定される。貴重な生体情報の宝庫 DNA は細胞核から出ることができない。その情報を外部に伝達するのが RNA である。

（村上和雄博士の英文論文より）

独立独歩で、自然な生き方をつらぬきましょう！

●自然に近づき病気を避ける

万病の原因〝汚血〟――一〇番目の理由が「環境汚染」です。

これは、もはや説明するまでもないでしょう。環境が汚染されれば、ヒトも汚染されます。

食物、飲水、空気などの汚染が、私たちの生命をむしばみます。

さらに、電磁波や放射能など、〝見えない〟汚染も身の回りにあふれています。

だから、食物、飲水、空気などをできるだけ「自然」なものにする。

居住空間も「自然」に近づける。それこそが、病気やガンなどを遠ざけるベストの方法です。

はやくいえば、自然なものを食べ、自然な家に住み、自然な医療を受ける。

つまり、「医」「食」「住」をナチュラル、シンプルにする。

具体的には、悪魔に乗っ取られた現代医療の「検査は受けない」「薬は飲まない」「病院に行かない」「自然療法で治す」。

食品は、できるだけオーガニック（有機栽培）なものにする。たとえば、わたしが勧める緑茶も、市販のものは農薬まみれです。ミツバチを全滅させるネオニコチノイドなど、日本の農薬残留基準はＥＵの二五〇〇倍とケタ外れ。無農薬茶以外はアウトです。有機栽培、無農薬のものはネット検索でいくらでも見つかります。

日本は単位面積当たり農薬使用量は先進国ワーストワン。食品添加物の使用量も同じ。住宅や建築にも五〇〇種類以上の化学物質が乱用されています。

これら農薬や食品や住宅に使われる合成化学物質は、人体には異物、劇物、毒物です。

これら化学物質にできるだけ触れない、使わないライフスタイルこそ、健康長寿の決め手です。

●胸を張って堂々と生きる

現在は、コロナ〝偽〟パンデミックと猛毒ワクチン強制で、日本はパニック状態です。

政府が言っているから、職場で勧められたから、皆が受けているから……。

このような同調圧力に屈していたら、命がいくらあっても足りません。

独立独歩でわが道を生きる――。

そんな心がけがなければ、これからの世の中は生きていけません。

わたしの著書をガイドに、胸を張って、堂々と、ご家族ともども生き抜いてください！

第６章
〝悪魔〟の西洋医学から、〝正義〟の東洋医学へ
――バック・トゥ・オリエント！　東洋の叡智《えいち》にもどれ

七人の著名な医師は「ガン検診は絶対受けない！」

●「ガン検診、受けてはいけない」

「……『ガン検診』は絶対受けてはいけない！」

こう注意しているのは、わたしではありません。

きわめて有名な医師や医学研究者たちが、声をそろえて警告しているのです。

①安保徹（新潟大学医学部教授）、②森下敬一（国際自然医学会会長）、③眞弓貞夫（眞弓小児科院長）、④近藤誠（慶応大学医学部講師）、⑤岡田正彦（新潟大学医学部教授）、⑥鶴見隆史（鶴見クリニック院長）、⑦宗像久男（ナチュラル・クリニック院長）（肩書きは取材当時）

――「ガン検診」は受けますか？

安保：ぜったい受けない。約三週間前に「要精密検査」の通知が来る。その間、不安と恐怖で七転八倒の苦しみだよ（それで本当のガンになる）。だから、「ガン検診」をやるとガンの発生率が上がる。だから、「ガン検診」を受けてはダメ。

森下：治し方、治療法が確立していない。なのにヘタに見つけられて治療をやったんじゃマイナスになる。早期発見、早期治療……早期死亡……になる（笑）。

眞弓：「検診」で見つかる肺ガンより、「検診」で発生する肺ガンのほうが多い。

欧米では定説です。

近藤：「ガン検診」？　受けてません。

たとえば国際的には、肺ガン「検診」の無効性は常識です。

岡田：無意味です。私は受けません。（ガンの）顔つきだけで調べている。

いかにも非科学的。人相悪いからガンだ……と、一〇〇％見た目です。怖いですよ。

鶴見：まったく受けていません。理由のひとつは「ガン検診」は無効というデータがでている（「チェコ・リポート」）。自分で予防したほうがよっぽどいい。

かんたん。腸の運行をよくする。そこで免疫の七〇％がつくられる。

宗像：「ガン検診」は受けません。根拠は、ひっかかったら抗ガン剤、放射線でやられるから。

〝かれら〟は治療法を知らない！

検診の目的は〝患者狩り〟で大量病院送り

ちなみに七名の医師は、その他の「人間ドック」「脳ドック」「メタボ健診」「定期健診」も「ぜったい受けない」と断言しています。

その理由も共通している。

たとえば「五〇年間、『定期健診』は受けていない」という眞弓医師の告発だ。

「やらせているのは医者と薬屋ですね。基準値に問題がある。患者数が減ってくると基準値を下げる。すると、それまで『正常』と言われた者が『異常』とされる」

つまり、これら〝五大検診〟の目的は、健康なひとを〝病人〟に仕立て、病院に送り込む〝患者狩り〟にすぎない。

●〝五大検診〟は悪魔のワナ

「人間ドック」も三〇〇万人が〝信者〟だ。毎年、成田山のお参りみたいに律義に受けている。こんな奇妙な風習があるのは世界で日本だけ。受けると九五％が「異常あり。すぐ病院に行け！」と命令される。「異常なのは患者でなく〝数値〟だよ（笑）」（安保教授）

まさに、〝五大検診〟は悪魔の仕掛けたワナである。

■「ガン検診」受けた人ほど発ガンし早死に！

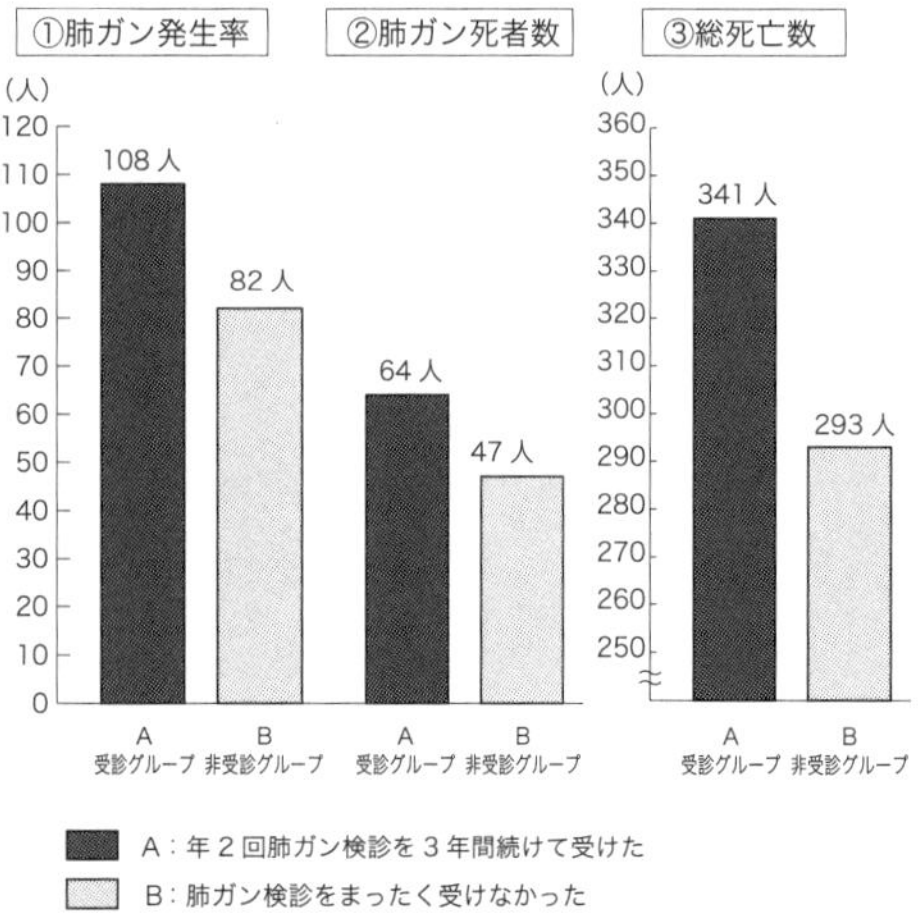

図6－1　肺ガン検診を受けた群（A）は、検診を受けない群（B）より①肺ガン発生率も、②肺ガン死者数も、③総死亡数も多い

1990年、対照：喫煙男性6300人
出典：『ガン検診は受けてはいけない⁉』

●発ガンさせ、ガンで殺すため

メディアでも著名な医師たちが口を揃《そろ》えて「ガン検診は絶対に受けない」と断言するのには根拠がある。

まず、「ガン検診」を受けるほど「ガンになり」「ガンで死に」「早死にする」という決定的な証拠が存在する。それが「チェコ・リポート」（図6-1）だ。

肺ガン検診を受けたら、悲惨な結果が待っていた……。

この研究の正当性は、その後、アメリカの追試でも証明された。他の検診――胃ガン、大腸ガン、乳ガン、子宮ガン、前立腺ガン――でも同じ。

「ガン検診」の正体は、ガン患者を大量発生させる〝陰謀〟でしかなかった。

二人に一人〝ガン〟と騙し、三人に一人を殺す

●八〜九割は「ガンではない」

「……〝ガン産業〟が存在します。ガンで金儲けする。政府こそ中枢なのです」（近藤医師）

「国民二人に一人がガンになり、三人に一人がガンで死ぬ」。

これが、厚労省の〝殺し文句〟です。その正体は、国際ガン・マフィアの出先本部なのです。

マスコミも学界も同じ穴のムジナ。そろって、ガン利権にたかる連中です。

近藤医師は「〝ガン〟と診断されても、八〜九割はガンではない」と断言します。

いわゆる〝ガンもどき〟。つまり、悪さをしない良性腫瘍なのです。

「ガン検診」のペテンを近藤医師は、徹底的にあばいている。

たとえば、あなたに口内炎ができたとする。「腫れ」や「水ぶくれ」。

口内炎を医者が「ガンだ」と診断したら、いくらなんでもフザけるな！　である。

しかし、同じものが胃壁にできると、事情はまったく変わる。

日本の医者は、「早期胃ガン」と診断告知するのだ。次の命令がゾッとする。「胃の早期切除」。

胃に口内炎と同じ「腫れ」「水ぶくれ」ができると、それは「異形上皮」という。

これら細胞の「異形成」は一時的で、休養や節食ですぐに完治する。

だから、欧米の医者は「ノット・キャンサー」「ノー・プロブレム！」で、なにもしない。

ところが、日本の医者だけ違う。「胃の粘膜早期ガン。手術の用意を！」。

●ガンじゃないのに即切除！

大腸でも同じ。腸壁に「異形上皮」が観察されても、欧米のドクターは「ガンじゃない」。

「お大事に」で家に帰される。

しかし、日本の医者は色めきたつ。「初期の大腸粘膜ガンだ。すぐ手術！」。

内視鏡で、大腸壁にポリープ（いぼ）が観察された。

欧米の医者は、これも「高度異形成で、ガンでない。問題なし」と帰される。

しかし、日本の医者は「ポリープ・ガン発見！　すぐ手術！」。

あなたはあきれるだろう。欧米ではまったくガンでないものを、日本の医者は〝ガンだ〟と患者をだましている。そして手術を迫る。これは、まさに詐欺罪であり、傷害罪だ。

しかし、こんな犯罪行為も、日本ではいっさい問題にならない。

それは、政府も、メディアも、医者も、同じ犯罪集団ガン・マフィアのメンバーだからだ。

知らぬは、騙され、腹を割かれ、ときに命を奪われる患者だけ……。

とうぜん、これらも政府（厚労省）の統計では、〝ガン〟とカウントされている。

あなたが、抗ガン剤の猛毒、放射線の有毒、手術の失敗で死んでも、医療過誤で〝殺された〟

とはぜったいに記録されない。あなたは、立派に胃ガン（あるいは大腸ガンなど）で〝死んだ〟のだ。

このように日本の医者は、口内炎をガンにでっちあげるような暴挙を平気でやっている。これらはガンではない。それを先刻承知なのが、ガン保険会社だ。

ガン保険契約書の隅に虫メガネでも見えないような文字で「上皮ガンは適用外となります」。それが、異形上皮……つまり〝口内炎〟と同じものであることは、いうまでもない。

ガン告知、「気分」で決めてる病理医師

●ガンと騙し三大療法で〝殺す〟

そもそもガンでない患者をガンと騙して、三大療法で〝殺す〟……。

驚天動地の無法が、戦後、日本の医療現場では堂々とまかり通ってきた。

近藤医師は「現代医学は、ガン細胞の定義をあきらめた」という。

ガン細胞は、外見はおとなしそうで凶暴な奴もいれば、凶悪そうな面がまえでまったくおとなしい奴もいる。「だから、外観によるガン細胞の定義はない」。

しかし、首をひねる。「ガン細胞の定義がない」なら病理医は、顕微鏡で細胞標本を観ながら、何を基準に「これはガン」「こちらはガンでない」と判断しているのだろう？

この疑問にたいする近藤医師の答えに、絶句、仰天した。

「……いい質問です。かれらは〝気分〟で決めている。その証拠に、朝、〝ガン〟と判定した同じ標本を、午後には平気で『〝ガン〟でない』と言う。〝気分〟が変わったのですね」

病理医が、そのときの〝気分〟で決めた告知が封筒に入れられ、患者のもとに届けられる。

「××ガンと判定されました。△月△日までに病院に来てください」

家族はその「ガン告知書」に泣き崩れる。当人も「告知書」を握り締めブルブル震えている。

まさかその告知書が、病理医の〝気分〟で決められた、などとは夢にも思わない。

さらに近藤医師から、聞き捨てならないことを聞いた。

「病院の外科のほうから、『あやしいものはすべて〝ガン〟にするように』指示（命令）が来るのです」

こうして、〝ガン〟でもない人たちが、大量に〝ガン患者〟にでっちあげられている。

自然治癒を否定！　生命「機械論」の誤り

●これまでのガン理論は誤り

――ガンとはなにか？　ガン定義に、決定的な影響を与えた学者がいます。

それが、ルドルフ・ウィルヒョウ（一八二一～一九〇二）です。

「……ドイツ人の医師、病理学者、先史学者、生物学者、政治家。白血病の発見者として知られる」（「ウィキペディア」）

その肩書きの多さもふつうではない。

彼はベルリン大学の学長を務めるなど、大変な権勢を誇ったドイツ医学界の首領（ドン）でした。ドイツといえば近代医学の総本山。その頂点に君臨した男こそ、ウィルヒョウだったのです。

ドイツ医学界頂点の権力者に逆らえる者は皆無でした。

しかし、ドンは、今から振り返ればさまざまな間違いを犯しています。

その最たるものが、生命「機械論」です。

■“医学の父”は自然治癒否定のマッドドクター

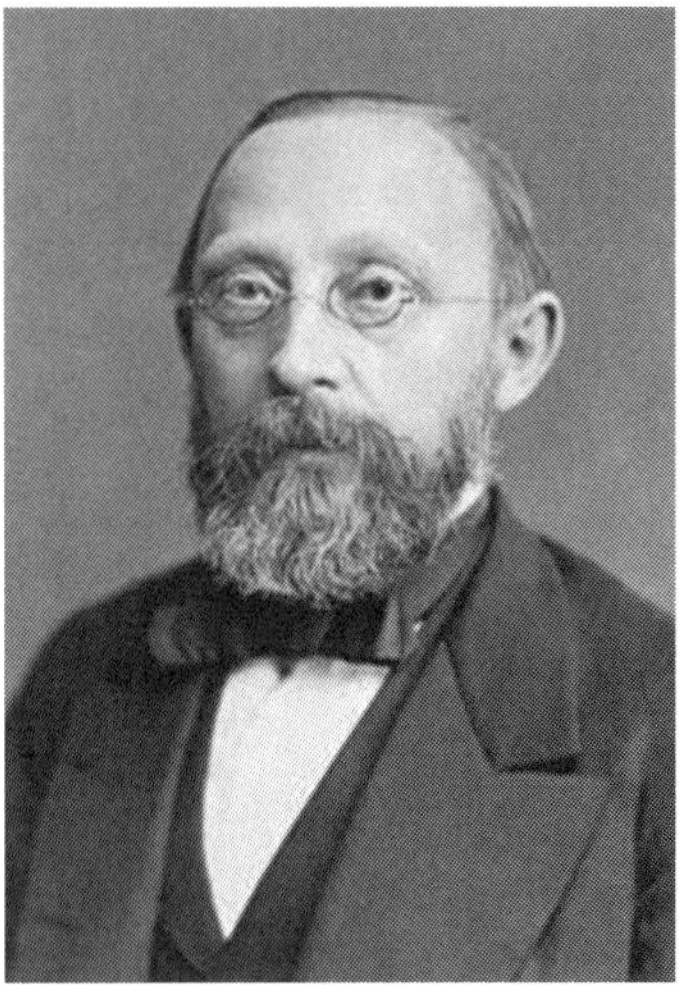

写真６−２　ルドルフ・ウィルヒョウ

それは、「生命とは何か？」という生物学、医学の根本的な命題に対する、かれの答えです。

当時、医学界ではこの生命論について、二つの考えが激突していました。

それまで学界は、生命とは「科学で解明できない神秘的な力〝生気〟によって営まれている」という「生気論」が主流でした。

ところが、産業革命の勃興を背景に、こ

れに異を唱える学説が登場したのです。

それが、生命「機械論」です。つまり、「生物も、しょせんは精巧な機械と同じ物質である。ただの物体に、自然に治癒するなどといった神秘的な力など存在しない」。

ウィルヒョウは、この「機械論」の急先鋒でした。彼はこう公言したのです。

「……病気や怪我を治すのは、われわれ医師であり、医薬であり、医術である」

自然治癒力の背景には、生体恒常性維持機能（ホメオスタシス）が存在します。

これは、「生体は常に正常な状態を保とうとする」という理論です。

これこそ、生体と物体を分ける根本原理です。

その生命原理の大基盤を、ウィルヒョウは傲然と否定してのけたのです。

これは、医聖ヒポクラテスの「箴言《しんげん》」、「生まれながら体内に存在する一〇〇人の名医」の存在をも根源的に否定、破壊する暴挙です。

●悲喜劇〝医学の父〟珍理論

ところが、この〝裸の王様〟に冠を授けた勢力がいる。

それが、近代医療利権を掌握してきたロックフェラー財閥だ。

この〝闇の支配者〟はウィルヒョウに恭《うやうや》しく〝医学の父〟の称号を授けたのである。

これにより、ウィルヒョウは医学の神の玉座に上り詰めた。

この時点でウィルヒョウは栄光の頂点に立ち、人類は暗黒の地獄へ落ちることとなった。

絶対不可侵とされたウィルヒョウ理論は、近代医学の中枢理論（セントラルドグマ）とされ、黄金律（ゴールデンルール）となった。

まちがいだらけのウィルヒョウ理論に、だれ一人反発は許されなかった。

そして――。近代以降、世界の医学教育では、〝裸の王様〟の滑稽な理論が医学の根本理論として、いまだ大学などの医学部で教えられている！

ウィルヒョウを神様と仰ぐ現代医学〝狂育〟の現場では、いまだ、一時間どころか一秒も「自然治癒」が教えられることはない。

ある高名な医師は、肩をゆすって大笑いした。

「患者がなにもしなくて治ってしまう、なんてこと教えたら、医者もクスリ屋も商売あがったりだよ」

世界のガン治療を狂わせた「ガン無限増殖論」

●〝神様〟の致命的まちがい

〝医学の神様〟ウィルヒョウが犯した致命的な過ちは、まだある。

それが、ガン細胞「無限増殖論」である。

「……ガン細胞が一つでも生まれると、それは無限に増殖して、最後は宿主である患者を殺す」

つまり、ガン細胞は一つでも生まれたらアウトということになる。

驚いたことに現代医学は、いまだに一〇〇年以上も昔のガン細胞「無限増殖論」を大学で講義している。医学教科書にも、ウィルヒョウ時代とまったく同じ表現で、「無限増殖」が記載されているのだ。

しかし――。一〇〇年以上もたてば、さまざまな臨床報告から研究も進む。

その後、顕微鏡をはじめとして測定精度も向上してくると、次の事実が判明してきた。

「……人間、赤ん坊からお年寄りまで、毎日、体内で五〇〇〇～六〇〇〇個のガン細胞が生まれている」。そして、

「成人では体内に数百万個から数億個のガン細胞が存在するのが〝正常〟である」

ここで、ウィルヒョウのガン細胞「無限増殖論」の破綻があきらかとなる。

もし、「無限増殖論」が正しいなら、人類は一〇〇万年以上前に絶滅していたはずだ。

しかし、絶滅もせず生き延びている。

それが、第5章で述べたＮＫ細胞など免疫細胞の存在によるものであることは、いまや自明のことである。

「ガンを治せないのは常識」（厚労省技官）

●「抗ガン剤は猛毒です」

悲喜劇は、さらなるブラックな喜劇を生み出す。

現代医学はガン治療に、三大療法以外をいまだ原則的に認めていない。

三大療法とは――（1）抗ガン剤、（2）放射線、（3）手術。

現代の医者はこれ以外、大学〝狂育〟で学ばない。

大学医学部の正体は投薬ロボットの製造工場なのだから、ムリもない。

抗ガン剤について、わたしはこれまで『抗ガン剤で殺される』（花伝社）など、数多くの著作で指摘、告発してきた。

もう二〇年近く前、厚労省の抗ガン剤担当責任者、K技官へのインタビューが忘れ難い。

――抗ガン剤はガンを治せるんですか？　わたしの質問に、K技官は、平然と答えたのだ。

「抗ガン剤がガンを治せないのは、周知の事実です」

――抗ガン剤は、毒性があるとか？

「大変な毒物です」

――エッ！　それではその毒で、患者は亡くなっちゃうんじゃないですか？

「そういう患者さんが大勢いらっしゃいます」

――それって毒殺じゃないですか！

「それは不穏当な表現だと思います」

――抗ガン剤には発ガン性があるとか？

「大変な発ガン物質です」

――それでは、その発ガン性で、また新しいガンができるでしょう？

「そういう患者さんが大勢いらっしゃいます」

●ガンの医者一〇〇人殺して一人前

このやりとりが、ガン治療のすべてを物語ります。

その正体は、大量詐欺と大量殺戮なのです。

超猛毒で「ガンが治る」と騙したら詐欺です。

超猛毒を「患者に注射」し殺したら殺人です。

関係者は、逮捕、重罪に処せられるべきです。

ガンの医者は、一〇〇〇人〝殺して〟一人前だそうです。それでも、だれ一人逮捕されない。

〝死の教会〟の従業員は、〝死に神〟に守られている。

それでも〝ガン〟と診断されたら、ほとんどの人は、青くなって病院に駆け付けるのだ。

そして、その多くはカンオケに入って帰ってくる。
無知は悲しい、悔しい。そして、恐ろしい。

医師二七一人中二七〇人が自分は打たない

●一グラムで三億超の抗ガン剤も！

医者は、自分自身や身内には、ぜったい抗ガン剤を打たない。
その事実だけでも、知っておいてほしい。
あるアンケート調査がある。
二七一人の医者に「あなたは自分に抗ガン剤を打つか？」という質問をぶっつけた。
「絶対打たない」……二七〇人
「自分にも打ちます」……一人
拒否の理由は「猛毒で、ガンは治せない」。医者はちゃんと知っている。
だから、自分だけでなく、妻や子どもにも絶対に打たせない。
ここで、第二問を想定してみよう。「あなたのクリニックにガン患者が来たら？」
おそらく、全員が迷わず「抗ガン剤を打つ」。
抗ガン剤は、ガンにまったく効かないどころか、患者を大量に虐殺する。

しかし、病院経営には、じつによく効く。保険点数が天井知らずで高額だからだ。

なかには、一グラムで三億三一七〇万円という驚倒する高額抗ガン剤も存在した。

高価だから効くわけではない。超猛毒なので、原液を打ったら即死まちがいない。

死なないていどに薄めて投与する。それは、他の抗ガン剤とまったく同じ。

「ガンは治らない」と教える医学部教授

●「治す」気は始めからない

「みなさん、ガンは治らないんです！」

これは、大学医学部の講義で、まっさきに学生達に教えることです。

医学生たちは、うなずきながらノートを熱心に取っています。

これを聞いてあぜんとした。わたしの友人、宗像久男医師は、憤然と続けます。

「学生は、『ガンは治らない』と頭にすりこまれる。つまり、『治さなくていいんだ』と思ってしまう」

「治らない」と「治さない」は同義です。

だから、ガン患者が死んでも、まったく良心は痛まない。

ああ、また死んじゃった。ま、いいか……どうせ、治らないんだから……。

あなたは、「ガンは治らない」と自信満々に胸を張る先生に、大切な命を預けようとしているのです。

医者は、こう言います。

「ガンは治せませんが、抗ガン剤などで戦うことはできます」「いっしょに頑張りましょう！」

これはまいった……と、スタコラ病院を逃げ出すべきなのです。

なのに、「先生、どうかよろしくお願いします」と深々と頭を下げています。

〝洗脳〟されることの無知、愚かさとは、かくも恐ろしい……。

●糖尿病も「治らない！」とは

ガンだけではありません。糖尿病もそうです。日本の大学医学部では、こう教えているのです。

「いいですか？　糖尿病は治らないんです」

やはり、学生たちは、ナルホドとうなずいている。

糖尿病学会の分厚い専門教科書にも、「糖尿病のコントロール」は書いてあっても、「治し方」はまったく書いていない。日本の糖尿病権威のセンセイでも患者を前に堂々とこうのたまう。

「糖尿病は、治らないんです」

この糖尿病学会のエライ教授は、「自分はこれまで、一人の患者も治したことがない」と〝自慢〟している。なのに、患者は「よろしくお願いします」と頭を下げている。

じつに理解に苦しむ、シュール（超感覚的）な光景といわねばなりません。

なるほど、ロバート・メンデルソン博士が、現代医学は〝死に神〟と〝死の教会〟で成り立つ、と断罪したのも当然です。

九割の医療は慢性病を治せず、悪化させ、死なせている……と断言したのも当たり前。

あなたは、一軒の家も建てたことがない大工に、家の建築を頼む気にはならないはずです。

一人の患者も治してない！　そんなトンデモ・ドクターに「お願いします」と頭を下げるのは、「殺されてもいいです」と言っているのと同じです。


「原因などどうでもいい。処置したまえ！」

●病気の原因を聞くと怒鳴る

栄養学に精通し、免疫療法を実践する鶴見隆史医師から聞いた話です。

若い頃、珍しい患者が病院に運び込まれてきた。

なんとか治したいと思った若き鶴見医師は、そばにいた教授に尋ねた。

「この病気の原因はなんですか？」

すると老教授は、血相を変えて怒鳴った。

「原因などどうでもよろしい。処置をしたまえ。早く、処置を！」

その剣幕に驚いた彼は、こう悟ったという。病気の原因を訊いてはいけないんだ、と。

しかし、「原因」がわからなければ、「治療」の方法などわかるわけがない。

その「原因」などどうでもいい！　と教授は叫んだのだ。つまり「治療」する必要はない。

「処置」をすればいいんだ。

だから、病院は「治療」をする場所ではない。そういえば、病院の病室をよく見ると「治療室」とは書いていない。「処置室」と書いている。なんだ、はじめから治療する気ないんだ。

その「処置室」の最後に「遺体処置」が待っている……。

ロックフェラー支配と狂った医学教育

●悪魔勢力の近代医学支配

近代医療を闇から支配してきたのは、いうまでもなく、ロックフェラー財団である。

一九一〇年、カーネギー財団のエイブラハム・フレクスナーは、アメリカ医師会（ＡＭＡ）に委託され、医学教育改革リポートを作成している。

フレクスナーは、ロックフェラー家の身内である。

その内容は「……医学教育を選ばれた特権階級だけの費用のかかるものにする。まず教育年度を長くする。そうして、たいていの学生が医者になろうなどと考えないようにした。さらに医学教育を四年間の学部教育に加えて、四年間の医学部教育を受けさせる制度に変えるよう提案した。大学医学部にも無理な注文を付けた。医学部は高額な研究設備や装置をそろえなければならない、と定めた。この報告書はすぐに効果を現した。（アメリカの）医学校の数は急減していった。第一次世界大戦の終りごろには、医学校の数は、以前の六五〇校から、わずか五〇校に激減し、毎年の卒業生の数は、七五〇〇人だったのが二五〇〇人と三分の一になった」（前出『医療殺戮』、要約）

●世界に広がる医者の〝洗脳〟

それまで、伝統的な医療は民衆のものだった。だれでも伝統療法を受けることができた。

しかし、ロックフェラー財団は、大学医学部を卒業して医師免許を取得しないと、医者として生計を立ててはならない……と、医師免許制を世界各国に〝普及〟させたのだ。

これを、発展途上国なども「医療の近代化」とだまされ、導入を強要された。

「……このフレクスナー報告書による様々な制限が立法化された結果、アメリカの医療は事実上、ごく少数の裕福な家庭出身のエリート学生だけのものとなった。この小さな集団が（ロックフェラー）医療独占体からの強力な支配を受けるという構図が確立された」（同）

この悪魔勢力イルミナティの一翼ロックフェラーによる医療独占支配は、まるでクモの巣のように、またたくまに世界に支配ネットワークを広げていった。

悪魔勢力に支配された現代医学

●ガン自然療法医、数百人を暗殺

さらに、ロックフェラーは追撃で悪魔的な手を打つ。

アメリカ国内で、ガンの三大療法以外でガンを治療することを法律で禁じたのだ。

良心的なアメリカ国内の代替医療を行う医師や治療師たちは、弾圧を逃れて国境を越え、隣国メキシコでガン医療を行うしかなかった。

さらに戦慄するのは、それまで米国内で食事療法などの自然療法でガン患者を治療した医師たち数百人が、謎の死を遂げていること……。

その典型が、ガン栄養療法の父として、今も世界中から尊敬を集めているマックス・ゲルソン博士の暗殺だ。博士は、ただ菜食中心の栄養療法のみで、数多くの末期ガン患者を完治させている。ヒポクラテスと並び称されるほどで、現代の医聖と称えられている。

その彼は、ロックフェラー財団が送り込んだ女性秘書により毒殺されている。

女は博士が毎日飲むコーヒーにヒ素を盛ったのだ。

〝やつら〟は、新型コロナ偽パンデミックでも人類を〝洗脳〟し〝翻弄〟している。

ＰＣＲ検査の原理を発明し、ノーベル化学賞まで受賞したキャリー・マリス博士は「ＰＣＲは、感染症などの診断に絶対用いてはならない」と言い続け、二〇一九年八月、自宅で死体で発見された。〝闇の勢力〟による口封じの暗殺であることは、一〇〇％まちがいない。

このように現代医学は、徹頭徹尾、悪魔勢力に支配されてきた。

詳しくは前出『医療殺戮』（ともはつよし社）を一読してほしい。

あなたは恐怖と怒りで戦慄するはずだ。

東洋の叡智に帰れ！　ヨガ、ビーガンが爆増中

●一〇年で一〇倍の勢い

このように西洋医学は、悪魔勢力に〝闇〟から支配されてきた。

もはや、西洋医学に一片の希望もない。真の希望は、東洋医学にある。

西洋文明は、悪魔に蚕食されてきたが、東洋文明は、豊饒な自然のなかではぐくまれてきた。

近年、西洋の知識人の間で、ひとつのかけ声が交わされている。

それこそが「バック・トゥ・オリエント！」（東洋の叡智に帰れ！）

たとえば――近年欧米では、ヨガを行う人が一〇年で一〇倍の勢いで増えている。

さらに、瞑想を行う人、東洋の呼吸法を実践する人も、同じ勢いで爆増している。

くわえて、栄養面の覚醒も急激だ。やはり、ビーガン（完全菜食）を選択するひとびとが爆発

的に増えている。

それは〝ビーガン革命〟と呼ばれ、その爆発的な変化は、食品業界をも震撼させている。

具体的には、マクドナルドですら、牛肉をいっさい使わない〝ビヨンド・ミート・ビーフバーガー〟を開発し、ケンタッキー・フライドチキン（ＫＦＣ）も、鶏肉不使用の〝グリーン・ケンタッキー〟を新発売……といったぐあいだ。

●ヨガこそ総合「波動医学」だ

ヨガは、まさに東洋の叡智のルーツだ。

この言葉の語源は、古代サンスクリット語で、〝つなぐ〟という意味だ。

何と何をつなぐのか？　それは「宇宙」（神）と「人間」（私）をつなぐ。

つまり、「宇宙」と「人間」が「つながった」一体感を感じたとき、それを「悟り」と呼ぶのである。ヨガでは、その境地を〝サマージュ〟（三昧）と呼ぶ。

ヨガの修行には、「波動医学」のすべてが詰まっている。

まさにヨガこそ総合「波動医学」なのだ。

まず、「瞑想」（メディテーション）には、「呼吸」「気功」の神髄がある。

さらに、よく知られる「体操」（ポーズ）は、「瞑想」後の柔軟体操が深化、発展したもの。

運動生理学からも、きわめて理にかなっている。

また、ヨガは毎朝、洗面、うがいを勧める。

これも、口内洗浄、歯周病予防などから理にかなっている。

●日光浴は立派な「波動療法」

ヨガには日の出の太陽を拝むポーズがある。これはまさに、日光浴そのもの。

太陽光線を浴びることでビタミンDが体内に増えて、心身を強化する。

とくに、ビタミンDによる骨へのカルシウム沈着は、子どもでも知っている。

しかし、頭で知っていても、日本人で実践者は少ない。

私は、朝起きると、まずパンツ一枚になってシュロ製タワシで全身摩擦を日課としている。

真冬でも、これをやるとポカポカ温かくなる。さらに、肌がスベスベになる。

タワシ摩擦も立派な「波動療法」だ。なぜなら、皮ふへの摩擦刺激で、体内の微小生命体ソマチッドが活性化する、といわれている。

摩擦行の後は、真冬でもベランダのデッキチェアで日光浴を欠かさない。

冬でも私は、小麦色に立派に日焼けしている。「グアムあたりに行ったんですか？」と訊かれたら、「いえ、ベランダ方面にちょっと……(笑)」と答える。

ヨガは、日光浴の大切さを教えているのだ。

●病院、老人施設、学校、日光浴を!

しかし、日本の病院で日光浴を実行しているところは皆無だ。それどころか老人施設でも絶無。主婦向けのフィットネスなど花盛りだが、日光浴はスッポリ抜け落ちている。

不可思議なのは、学校の保健体育でも、日光浴の実践はもりこまれていない。

まず、もっとも手軽で効果的な「波動療法」である日光浴を、日々の暮らしにとりいれてはいかがか?

なるほど、女性で日焼けが気になる人は、つばひろの帽子をかぶったり、サングラスなどで顔を保護すればいい。色白の人などは、太陽にあたる時間を短めにすればいい。

わたしが日光浴を強くすすめるのは、日本人の老若男女に、骨折がおどろくほど増えているからだ。

わたしの知人女性は、ハイキングですべって転びかけたさい、手をついただけで腕の骨を複雑骨折……! 金属ボルトで何か所も修復したX線写真を見せていただき、あらためて日光浴の大切さを痛感した。

骨折防止といえば、カルシウム……と条件反射で答えるほどだが、カルシウムを摂っても骨は強くならない。必須条件が筋トレ(運動)とビタミンDなのだ。

そもそも、この世に「飲むだけで骨が丈夫になる」などといった、ご都合のいい食品やサプリ、医薬品などあるわけがない。

「気」（バイタルフォース）にめざめた西洋

●「気」（プラナ）の実在

悪魔の支配する西洋文明から逃れた欧米知識人は、東洋文明の深遠な叡智に深く共鳴している。

物理学者であり哲学者でもあるアメリカの知的リーダー、フリッチョフ・カプラにインタビューしたことがある。彼は仏教、ヒンズー教、道教を深く学んだ。

そして、もっと共感したのが道教（タオイズム）という。

始祖の老子は、宇宙の原理を〝道（タオ）〟と命名している。

カプラは〝道（タオ）〟こそ宇宙の真理そのもの、と確信している。

さらに、「気功」「太極拳」などから、「気」の実在を体感し、学んでいる。

東洋医学と東洋思想の根本原理が「気」である。

欧米の近代科学においては、「気」をめぐる現象など〝迷信〟の一言で冷笑し、唾棄していた。

しかし、現代はまったく様相が変わっている。

ヨガ、禅、仏教……さらには、漢方、武道などを学ぶ西洋人が増えている。

「気」（プラナ）の実在を、彼らははっきりと認めている。

●『スターウォーズ』と〝フォース〟

彼らは「気」を〝バイタル・フォース〟と呼ぶ。直訳すれば〝生命力〟そのものだ。

そして、「気」は生命波動エネルギーであることも知悉《ちしつ》している。

もはや、西洋人でも「気」の存在を疑う人は、ほとんどいない。

その典型が、大ヒット映画『スターウォーズ』シリーズだ。

近作では主人公たちは、胸に手を当ててこう宣言するのだ。

「〝フォース〟が、我らと共にあらんことを！」

静的なヨガ・ブームも、欧米人をはじめ人類が、気エネルギー（プラナ）の実在に気づき始めた証しだ。それを証明する事例も多い。

たとえば、ペンタゴン（米国防総省）は、兵士と職員全員の教練プログラムにヨガ「呼吸法」を導入している。

それまで、米軍部の悩みは、帰還兵たちに蔓延する心的外傷（ＰＴＳＤ）だった。

イラクやアフガニスタンでの苛酷な体験が兵士たちを苦しめ、心身を蝕んでいた。

傷ついた兵士たちに対し、西洋医学にもとづき薬物療法を行ってきたが、結果は悲惨だった。

戦争体験の苦悩に薬物の副作用や依存性、暴力や自殺衝動……などが加わった。

そこで、兵士たちの心身を救うため、古代ヨガの瞑想、呼吸にきりかえたのだ。

ヨガ長息法の効果は絶大だった。兵士たちの心身は、目にみえて改善をみせたのだ。

●「米軍」「宇宙」「心理」でヨガ採用

ペンタゴン同様、ＮＡＳＡ（アメリカ航空宇宙局）も宇宙飛行士の訓練にヨガ「呼吸法」を導入している。宇宙空間などでの孤独に耐え、パニックなどに強い心身をつくるためである。

学問の世界にもヨガが採用されている。

スタンフォード大学心理学科は、人間の最高の可能性（ピーク・パフォーマンス）を達成するためには、ヨガ「呼吸法」がベストである、という結論に到達している。

このように、世界大国アメリカでは「軍部」「宇宙」「学問」という異なった最先端部門で、いずれも古代ヨガ「呼吸法」を正式採用している。

これは、じつに皮肉というしかない。

アメリカといえば、〝闇の勢力〟フリーメイソンの帝国でもあった。

それが、ロックフェラー財閥などが捏造、死守してきた現代医学と〝決別〟しているのだ。

「火の文明」から「緑の文明」へ、ジャンプ！

●価値の大転換が始まる

二〇二〇年は、人類史において画期的な年となった。

新型コロナ、〝次世代通信規格〟５Ｇの陰謀、アメリカ不正選挙、そして、コロナワクチン強

■「火の文明」から「緑の文明」へ――人類が生き残るために

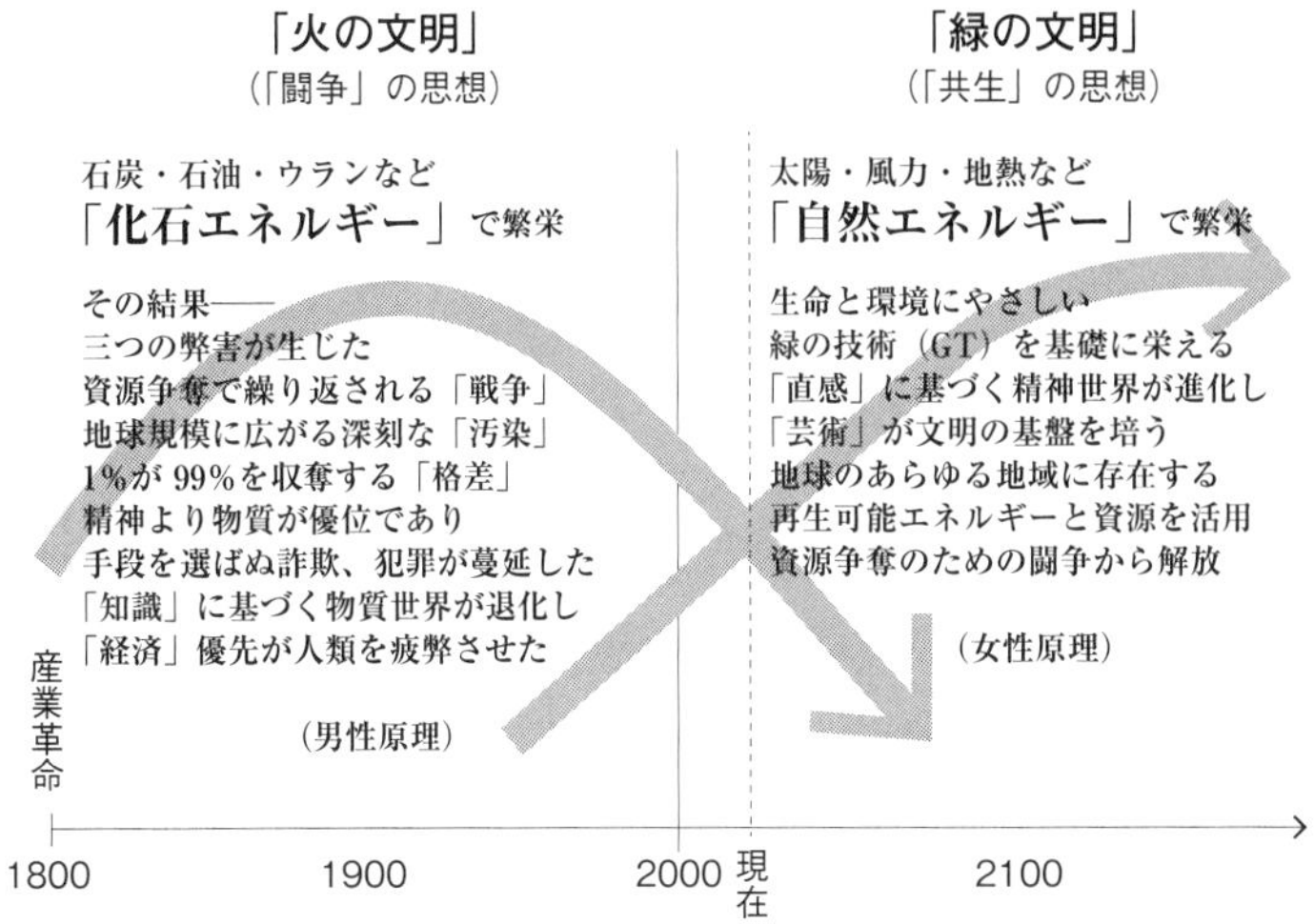
「火の文明」
（「闘争」の思想）
石炭・石油・ウランなど
「化石エネルギー」で繁栄
その結果――
三つの弊害が生じた
資源争奪で繰り返される「戦争」
地球規模に広がる深刻な「汚染」
1%が99%を収奪する「格差」
精神より物質が優位であり
手段を選ばぬ詐欺、犯罪が蔓延した
「知識」に基づく物質世界が退化し
「経済」優先が人類を疲弊させた
（男性原理）
「緑の文明」
（「共生」の思想）
太陽・風力・地熱など
「自然エネルギー」で繁栄
生命と環境にやさしい
緑の技術（GT）を基礎に栄える
「直感」に基づく精神世界が進化し
「芸術」が文明の基盤を培う
地球のあらゆる地域に存在する
再生可能エネルギーと資源を活用
資源争奪のための闘争から解放
（女性原理）
産業革命
1800
1900
2000
現在
2100

図6-3

制……。これら、歴史を震撼させる大激変が人類を襲っている。

明らかな文明のパラダイム・シフト（価値転換）を感じる。

それは、わたしの持論である、「火の文明」から「緑の文明」への移行である。

化石エネルギーで栄えた「闘争」の世紀は、自然エネルギーで栄える「共生」の世紀にシフトしているのだ。

「火の文明」を支配してきたのは、明らかに〝闇の勢力〟である。

フリーメイソン、イルミナティそしてディープステート……。名前は違っても、正体、本質は同じだ。その悪魔的勢力は、最後の攻撃を人類に仕掛けてきた。

それが、アメリカ不正選挙であり、新型コロナ・パンデミックであり、コロナワクチンの強制なのだ。〝かれら〟悪魔勢力は、ほんらい、ぜったいに表に出てはいけない。

なのに、もはやその姿はバレバレだ……。

それでも、なりふりかまわず、あらゆる不正、虚報、脅迫などを繰り返している。

まさに、悪魔が正体をあらわにしてきた。

悪と正義、闇と光……の闘いが始まった。

●〝直感〟で未来にジャンプ

「火の文明」から「緑の文明」へ――。

パラダイムシフトを生き残るためには、徒手空拳では無理です。

「無知は罪である」

「知ろうとしないことは、さらに深い罪である」

古い支配の「火の文明」から、新しい希望の「緑の文明」にジャンプする。

そのための脚力となるのは、〝知力〟です。

「知ろう」とする力が、あなたを希望の未来に導きます。

そして、「知力」で、磨かれ、鍛えられるのが「直感力」です。

宇宙があなたに与えてくれた、直感の力を信じましょう。

第7章　さあ筋トレ、つぎは〝気トレ〟「気療」のすすめ

――「気」の力は毎日鍛えるほどに強くなる

トラ、ヒグマ……二〇以上の動物を眠らせた男

●世界が仰天「気」のパワー

東洋医学の根幹は「気」力です。つまりは〝バイタル・フォース〟。

そのパワーは、訓練するほど強くなります。それは、筋トレの筋肉に似ています。

「筋肉は、老化しない。ただ退化する」

「『気』も老化しない。ただ退化する」

さて――。ちまたに、筋トレの本は数限りなくあります。筋トレジムも多い。

しかし、〝気トレ〟道場など聞いたこともない。〝気トレ〟ジムも見当たらない。

それどころか、〝気トレ〟のガイドブックも、ほとんどない。

そこで、ベストの方法をお伝えしよう。それが、「気療」です。

■ 30種もの動物を眠らせた！「気」の伝道師

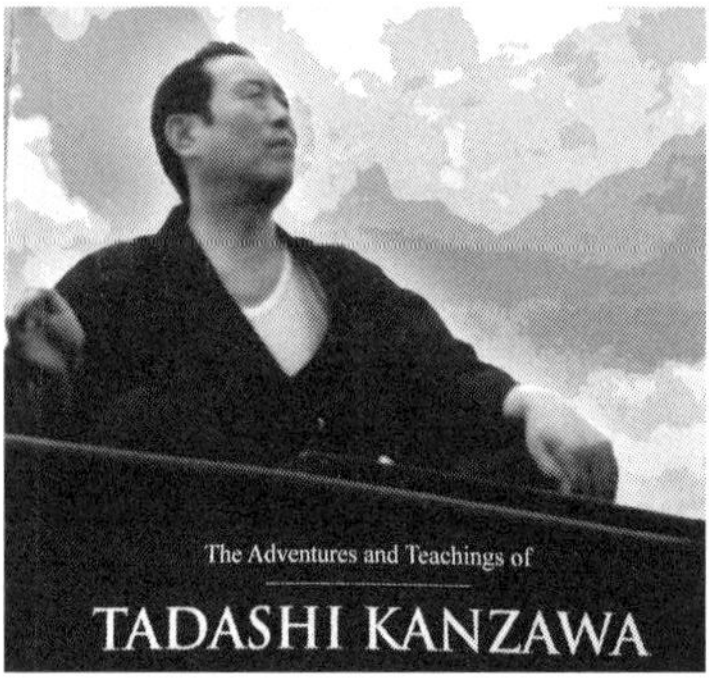

写真7－1
出典：『気療講座』（文芸社）

主宰するのが、世界的に有名な「気療」マスター、神《かん》沢《ざわ》瑞至《ただし》氏。

神沢氏を初めて知った時、衝撃を受けました。

彼を知ったのはテレビ朝日系列の『不思議どっとテレビ。これマジ!?』という番組。彼は原っぱを前に平然とたたずんでいる。

作務衣姿の肩の力も抜けた自然体。目の前には三〇頭あまりの羊が草を食んでいる。牧場の一角のようだ。

神沢氏は、それら羊の群れを前に、右手を手刀のようにして、手のひらを下にゆっくり小さく回し始めた。

それから、信じがたいことがおこった。

バラバラに離れて草を食べていた羊が、一匹、また一匹……と、ゆっくり倒れて眠り始めた！

神沢氏は、手の動きを続ける。

羊たちは、何か集団催眠にでもかかったかのように次々と草地に伏して眠り始める。

十数分もたったであろうか。なんと、牧場で草を食べていた三〇頭ほどの羊たちは、すべて地面に倒れて昏睡状態となってしまった。

わたしは、目をこすって画面を何度も見返した。

外国人ならこう叫ぶところだ。〝オー・マイ・ガー！〟。

●メディアに奇跡を見せた！

この世に超能力者として有名な人は数多い。

しかし「超能力」とは、そうとうな集中力を要する。テレビカメラやスタッフ、さらに観客などが見守るなかで、さあ……やってくれ、と言われてアイヨとできるものではない。

衆人環視のなか集中力が殺《そ》がれると、超能力者ですら〝失敗〟する。

すると、「ああアイツはインチキ超能力者だ。ペテン師だ」と石を投げられる。

ところが神沢氏は、テレビカメラの前で、三〇頭もの羊を、手のひらから「気」を送るだけでバタバタと倒してしまった。痛快というほかない。

この番組は日本中を驚倒させた。他局からも出演依頼が殺到した。

神沢氏のスゴイところは、すべて出演を受け、テレビ局側が提案する動物たちをことごとく眠らせてみせたことだ。

その動物の種類が凄まじい。獰猛《どうもう》に吠えていたシベリアンタイガーもバッタリ。ケニアの巨大サイもグッタリ。オーストラリア、スペイン、アフリカ、シベリアと、テレビ局スタッフと〝遠

■野生のサイも「気」のハンドパワーにゴロリ

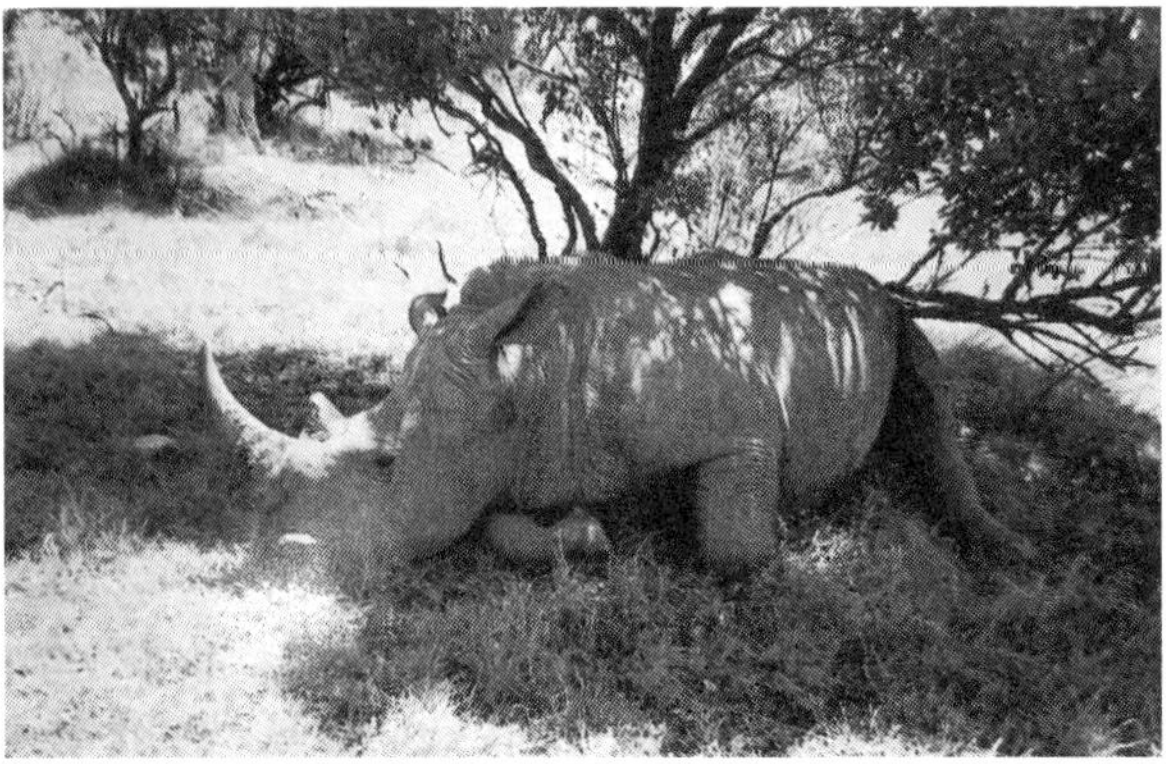

写真7－2
出典：『気療で健康増進』（たま出版）

征〃を重ね、出てくる猛獣たちを、まさにバッタバッタと撫斬《なでぎ》りならぬ〃撫で寝〃させてしまった。

それも、いっさい手を触れることはない。

離れた距離から、手のひらで「気」を送るだけ。それで、あの巨大な象まで眠らせてみせた。

これまでにテレビカメラの前で、ゴリラ、猛牛（ロデオ用）、カンガルー、コアラ、ゾウガメ、バッファロー（野牛）、トビ、ライオン、チーター、シマウマ、ヒグマ……など三〇種類もの動物たちをゴロンゴロンと眠らせてみせた。

写真7－2は、ケニアで眠らせたサイである。

遠く、川の方に向かうサイに「気」を送ると、巨体はごろんと前向きに倒れた。

世界に誇る「気」のグランド・マスター

●海外に気の科学を広める

神沢氏は、世界無比の「気」をあやつるグランド・マスター。

気むずかしい、とっつきにくいかな、と思っていたが……。

お会いすると実に気さくなかただった。

いつも柔和な笑みをたたえておられる。

「だれでもできますよ」と、アッサリ言う。

「……動物は人間とちがって大脳がないから、ぎゃくにかんたんです」

やりかたも直接、指導していただいた。

「……『気』を送るには、手のひらをくぼめて親指を人差し指に強く当てる。そして、回しながら『気』を送ります。相手に『つながった』と感じる瞬間がありますよ」

これこそ、神沢氏の「気」を野生動物たちや治療する相手に送る「気療ハンド」だ（**写真7―3**）。

しかし、――言うは易し、行うは難し――。

神沢氏の信じられない秘技と快挙は、海外でも一大衝撃を与えた。

■あなたもできる？「気」を伝える気療ハンド

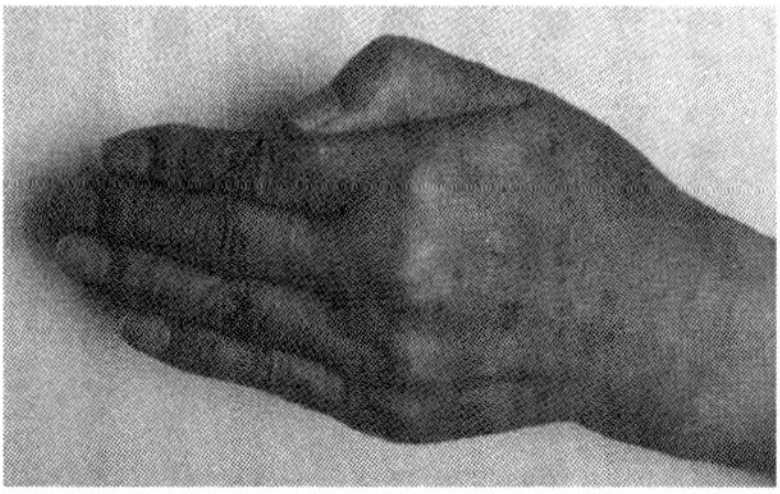

写真7−3　５本の指をそろえて「くの字」にした状態で「人さし指」に「親指」を「押し付ける」。これが気療ハンド

出典：『気療講座３』（文芸社）

そして、英文の著書を何冊も出版している。

彼はみずからの「気功法」を「気療」と名づけている。「気で治療する」——という意味である。

だから、英文タイトルも『The Study of Kiryo』。これら一連の海外著作でも、彼の果たしてきた功績は絶大だ。

●彼こそ日本人の誇り

そこには、科学的に「気療」の理論からトレーニング方法まで、じつに懇切に解説されている。これまで、「気」（バイタル・フォース）について海外の知識人も、その存在を認めつつも、曖《あい》昧《まい》模《も》糊《こ》としたものととらえていた。

さらに、「気」をあやつる「気功」など、東洋の神秘以外のなにものでもなかった。

しかし、神沢氏は、それを気の科学として体系的に解説し、その強化トレーニングの実践法をじつにわかりやすく説いている。

このように、海外に「気」の科学を広めてこられたことも素晴らしい。

彼の功績は、いくら絶賛してもし足りない。世界に初めて「気パワー」の威力と底力を、みずから示してみせたのだ。それも、一度のミスも失敗もなく……。

まさに、彼こそ日本人の誇りだ。もっともっと、称賛されるべき人物だと思う。

脳幹（電撃）ショックで「気」に目覚める

●天啓が生き方を決めた

彼はどうして、世界的「気療」マスターとなったのだろうか？

著書の経歴で、その一端を知ることができる。

神沢氏は一九四四年、群馬県に生まれた。

明治大学法学部卒業後、公務員となったが、彼を異変が襲う。

一九八八年、真夜中の睡眠中に脳幹（電撃）ショックが合計六回起きたという。

これが原因で「気の力」に目覚めた。自己の頑固な持病もよくなり、「気」は人の病気やケガに癒しの効果があることに気づく。以来、現在までに、数万人を癒す。

一九九二年、公務員を退職し、上京。「気の力」の研究と実践に専念し、「気の力」の普及活動に入る。

この、彼に突然訪れた超常現象は貴重である。おそらく、彼は何ものかに〝選ばれた〟のだ。

これが「天啓」である。このとき、彼の運命と人生は決まったのである。

■「気療」が健康を活性化させるメカニズム

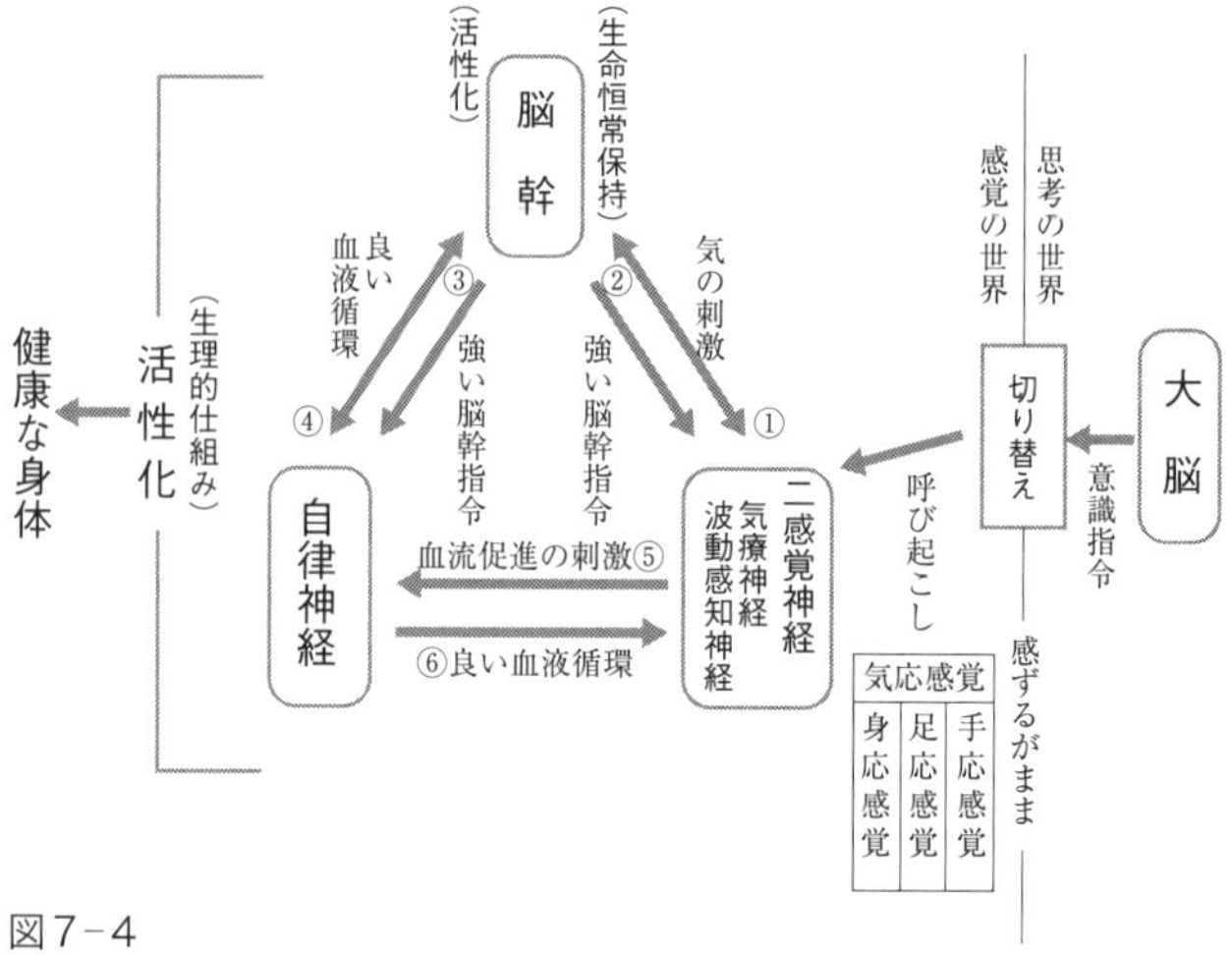

図7－4
出典：『気療で健康増進』（たま出版）

●「気」の総合解説『気療講座』

その技を学びたい。自分の「気」を高めたい。そんなひとびとが彼のもとに殺到したであろうことは想像がつく。

彼は、そのような志願者のために「気療塾学院」を主宰している。

そのテキストでもある『気療講座』全三巻（文芸社）は、まさに「気」の科学的解説本として圧巻である。

「気」の存在と作用について、すべて語り尽くされているといっても過言ではない。

その解説は、あくまで科学的であり論理的だ。

「……『原子核』が、瞬間伝達物質（媒介物質）としても役割を果たす」（『気療講座３』）

これはまさに、量子テレポーテーション現象そのものだ。

「……宇宙そのものが『電磁気空間』ですから、この実験（瞬間伝達交流）から学んだことは、機械電磁波と生体電磁波の融合エネルギーといえます」（同）

図7－4は、「脳幹」「気」「神経」「血流」の関係です。「気」の刺激により「血流」が改善されることが判ります。「気」「血」「水」のスムーズな流れこそ、万病を治し、健康を蘇らせます。

〝気トレ〟は、チリチリ、ジンジンから……

●「気の力」九つの効用

まずは、入門書としておすすめなのが『気療で健康増進』（たま出版）。

以下――、「気の力」の真理と効用である。

①自然治癒力である。
②鎮痛効果がある。
③益あって、害なし。
④癒された病は、再発しにくい。
⑤本人の本来の健康状態に導く。
⑥脳と全身の神経の働きを改善。

⑦治癒期間の長さを短縮する。
⑧「気」は健康、長寿、美容によい。
⑨特に「気」は「脳」に効果あり。

神沢氏はとくに、⑨について強調する。

「……現代人は、脳のうち生命の維持活動の根源である『脳幹』の働きが弱っているため、病人、半病人が多いのです。『気療』には、この『脳幹』を活性化させる力があります」

●左右の手に気の交流

「気」のパワーを高める。

こういうと、もう緊張してしまいそうです。

図7-5は、「気療」トレーニングの基礎ポーズです。

「……なにも感じなくても、身体に力を入れたり、無理に意識を集中させたり、『気よ、出ろ！』などと思わず、『感じるがまま』でよいのです」（神沢氏）

なるほど、それなら気楽にできる。かんたんですね。

「……じつは、意識をおいた瞬間から、左右の手のひらの気の交流は始まっているのです。最初は手応感覚がないため、それがわからないだけなのです。どんなに微妙でも、いったん反応が感

■いつでも気ままに楽しむ「気」トレーニング

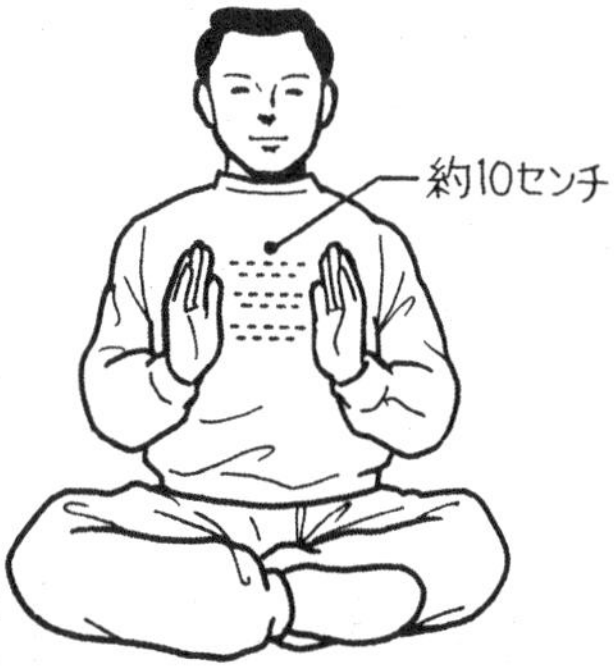

図7−5
出典：『HEALNG WITH KIRYO』

じられるようになれば、これで第一段階はクリアです。

意識を止めないかぎり、気は交流を続けます」

神沢氏のいう「手応感覚」とは、どんなものでしょう？

●「スースー」「チリチリ」……

表7‐6が、その一覧表です。これがなかなか、おもしろい。

「スースー」「チリチリ」「ビンビン」……。なるほど、わたしもやってみると、まず「チリチリ」してきました。これって、両手に気の交流が始まっているんですね。

さらに「ジンジン」「ムズムズ」……、これで立派なトレーニング！

来た、来た！　と、楽しくなってきます。

わたしは毎日、「アイソメトリックス」などの筋トレを日課としています。

そのあと、リラックスしてこの〝気トレ〟を実践してみようと思います。

執筆の合間のヒマつぶし……。

神沢氏のおっしゃるように、「気ばる」必要はないのですね。

■チリチリ、ジンジン……手の感触を楽しもう

感覚語	擬態語	
熱感	モアモア	ピリピリ
温感	スースー	ビリビリ
痺れ感	チリチリ	ビンビン
ボール感	チクチク	フワフワ
圧迫感	チカチカ	ツーン
圧力感	ジリジリ	ドキドキ
圧縮感	ジンジン	ドクドク
触覚感	ジワジワ	サラサラ
ぬるま湯感	ジーン	ボワーッ
ぬくもり感	ズンズン	ポカポカ
くすぐり感	ズキンズキン	ムズムズ
風流感	ズーン	モゾモゾ
撫でられ感	ヒリヒリ	サワサワ
引張り感	ズックンズックン	ザワザワ
重み感	ブヨンブヨン	
日焼感		
冷感		

表7－6　手応感覚の種類の一覧表
出典：『気療講座 2』（文芸社）

猛獣をいっぺんに倒してしまう神業はとてもムリとしても、みずからの治癒力や脳幹力を高めることに、おおいに役立ちそうです。

ガンと診断されたかたにこそ、この「気療」トレーニングをおすすめしたい。

まずは、からだの力を抜いて、両手を離し、手のひらに感じるチリチリ、ジンジンの感覚を楽しめばいいのです。

それでまちがいなく、あなたの「気」パワーは強くなり始めているのです。

「気の力」は自然治癒力です。強くなれば、万病を癒し、治すことはかんたんです。

ガンもみるみる消えていくでしょう。

第８章　〝光〟でガン細胞が消えた！　ガン「光免疫療法」

――装置三〇〇万円、治療効果九三％、副作用なし

周波数でガン細胞がプチプチ破裂する

●ガン治療に使えるぞ！

「……〝光〟でガン細胞が消えた！」

衝撃事実を発見した研究者がいる。米国立衛生研究所（ＮＩＨ）の主任研究員、小林久隆医師。

その快挙は、『週刊新潮』（二〇一九年一月一七日号）でもとりあげられ話題を呼んだ。

――〝光〟がガン細胞を死滅させた――

そんなことが、ありうるのか？　その発見は偶然の産物だった。

小林医師は、ガン細胞を生きたまま発光させる研究をしていた。

ガン細胞のみを蛍光物質で光らせる。すると、ガンの識別が容易になる。

そこで、さまざまな蛍光物質を用いたり、さまざまな周波数を用いて発光実験をくりかえした。

そのとき、思わぬことが起こった。

たまたま近赤外線の波長の〝光〟をガン細胞に当てると、ガン細胞がつぎつぎに死んでいく……。医師は舌打ちした。これじゃあ実験にならんなあ、やれやれ……。

顕微鏡をのぞくと、近赤外線の〝光〟を浴びたガン細胞が次々に弾けて、破裂していく。

これまで見たことのない光景だった。いったい何が起こってるんだ？

このとき彼は、われに返った。これは、ガン治療に使えるぞ！

●ガンを破壊する周波数

ガン細胞に、当てた〝光〟を子細にチェックしてみた。

それは何百と作っていた実験用色素の一つだった。色素番号「ＩＲ７００」。

この色素が出す特定周波数の近赤外線を当てたときのみ、ガン細胞は激しく反応した。

その変化は、じつに奇妙だった。それまで水溶性だったものが不溶性になり、一瞬で破裂し崩壊した。まさに、ガン細胞は目に見えない直撃弾を食らったようだった。

「なんだこりゃ⁉」

とにかく色素「ＩＲ７００」特定周波数の〝光〟が、ガン細胞を破壊したことはまちがいない。

そして、他の色素の〝光〟では、まったくガン細胞に変化はない。

ガンを破壊したのは、特定周波数の波動エネルギーにまちがいない。

小林医師は研究方針を急きょ、「ガン細胞の発光」から「ガン細胞の破壊」にきりかえた。

まず、特定周波数の〝光〟を当てた時に起こるガン細胞の変化を観察した。

最初に起こるのは、ガン細胞周囲の「抗体」の変化だ。当てた瞬間にパッと形が変わる。

すると、ガン細胞表面の「抗原」が、それに引っ張られて、細胞膜に瞬時に一万近い無数の傷がつく。

「その傷口から周囲の水分が細胞内に侵入して、ガン細胞は膨張し、プチプチと割れていくんです」（小林医師）

「〝光〟治療が効いた！」奏功率九三・三％

●ナノダイナマイト破壊力

わたしはこの快挙を、『世界に広がる「波動医学」』（共栄書房）で一部、紹介した。
「……特定周波数の〝光〟で、ガン細胞が死滅する。つまり、特定の抗原が、ある色素が発する光（周波数）を吸収し、変形してガン細胞を攻撃し、瞬時に破壊した……。小林医師は、その特定周波数の色素『IR700』に反応する抗体を〝ナノダイナマイト〟と命名した」（同著）
小林医師は、この〝ダイナマイト〟をガン治療に実験的に応用している。
頭頸部ガン患者一五人に試みたところ、ガンが寛解：七人、かなり縮小した：七人、不変：一人。この結果、「治療が効いた」ことを示す「奏功率」は九三・三％という高率である。

これに食事療法などを組み合わせると、さらに劇的な治療効果があらわれるのではないか？

●照射装置たった三〇〇万円

さらに、このガン「光免疫療法」の素晴らしいメリットは、きわめて安価ということだ。

必要なのは、点滴設備と赤外線照射装置のみ。

照射装置は一台約三〇〇万円と、医療機器としてはおどろくほど安い。

「小さな病院でも、さほど負担にはならないはずです」と小林医師も前向きだ。

これに対し、現在横行しているガン治療は、まさに悪魔の商売だ。

たとえば、超猛毒抗ガン剤は一グラムで三億円のものすらあった。重粒子線の治療施設など、導入に一五〇億円もかかる。そして、一回の治療費は三〇〇万円だ！

これだけ高いのならガンは治ると信じて、すがる患者がいるのがむなしい。

狙ったガンだけ消滅、副作用は全くゼロ

●放射線医で鬱屈の日々

小林医師が開発した治療法「光免疫療法」は、既成の医学界でも衝撃だ。

「……光免疫療法は、ガン細胞の膜を物理的に破壊する画期的な治療法です。副作用が少なく、しかも眠っていた免疫細胞を活性化させて、ガン再発の抑制効果まで期待できる。まったく新しい治療法です」

ガン専門家も太鼓判を押す。

小林医師は、それまでのガン治療に疑問を抱いていた。

放射線科の医師として一一年間も働く日々……。

まず、病院にガン患者が来ると、外科手術でガン切除があたりまえ。それが困難なら超猛毒の抗ガン剤を注入する。患者が苦しもうが、髪の毛が抜けようが、おかまいなし。

そして、最悪の症状になったガン患者ばかりが放射線科にやってくる。もはや手の施しようがない。やせ細り、苦悶のうちにつぎつぎと死んでいく患者たち……。無力感にとらわれる。

「そもそも、人体に有害な放射線を当てて治すこと自体が、非常に乱暴な治療法です。ガンを退治してくれるはずの免疫も徹底的に壊れてしまいますから、ガンの治療には、そんな野蛮な方法しかないのかと痛ましく思う日々でした」（小林医師）

●ガンを爆破、消滅させる

悩み抜いた小林医師は、二〇〇一年、四〇歳を前にアメリカに渡る。〇四年には、ＮＣＩ（米国立ガン研究所）で主任研究員に抜擢された。当時着手したのが、「ガンのイメージング」。つまりガン細胞がどこにあるのか、画像で判断するための研究だ。「がんを光らせる蛍光物質を体内に入れる」というコンセプトを打ち立て、二〇〇九年、突然、歴史的発見にいたる。

冒頭のように、ガンを爆発させ消滅させる「光免疫療法」を確立したのだ。

そのメカニズムは――

（1）ガン細胞にだけに結合する「抗体」に、光る「色素」（IR700）をくっつける。

（2）それを、静脈注射で患者の体内に注入する。

（3）「色素」（IR700）は近赤外線を当てると、すぐエネルギーを吸収する。

（4）色素は化学反応を起こし、ガン細胞の膜に小さな傷を無数に付ける。

（5）これら傷から周囲の水分が侵入し、ガン細胞は膨張し破裂して死滅する。

救い主「楽天」三木谷氏の支援で研究続行

●ビル・ゲイツ財団は拒絶

「……外科手術、抗ガン剤、放射線治療と、これまでの主流の治療法はどれも、本来ガンと戦ってくれるはずの免疫機能を著しく弱らせる。また、（オプジーボなどの）免疫療法は、メカニズムを強化してはくれるが、それ自体はガン細胞を殺しません。いっぽう、『光免疫療法』では、ガン細胞が壊れて減るのに、免疫細胞を弱らせることもない。むしろ、免疫細胞を活性化させることもわかってきました。しかも、ほぼすべてのガンに効果があって、副作用も少ないのです」（小林医師、『週刊現代』二〇一九年二月四日号「がん治療の大革命となるか？　極貧研究者が生んだ『光免疫療法』とは」より）

発見から三年後、二〇一二年にはオバマ大統領が、一般教書演説で小林氏の「光免疫療法」を紹介し、その功績を称えている。

二〇一二年、特許をサンディエゴのベンチャー企業・アスピリアン社にライセンス委託した。

ビル・ゲイツ財団などにも足を運んだ。

しかし、どこも資金提供を拒否。それもそのはずだ。

こんなに安上がりで、ガンが治ってもらっては困る。それが、〝かれら〟の本音なのだ。

しかし、資金がなければ試験ができない。研究が進まない。

●八割以上のマウスでガン完治

二〇一三年四月、そこに救い主が現れた。㈱楽天の三木谷浩史会長。当時三木谷氏は、父親がすい臓ガンで闘病中であり、世界中の最先端ガン治療を渉猟していた。

彼は即決で支援を快諾した。現在は、楽天メディカル社会長として、「光免疫療法」の臨床試験を支援している。それは「グローバル第三相試験」という最終段階にある。

日本を含む世界中の病院で、臨床試験が進行中という。

主に対象としているのは頭頸部ガン。顔や頭の近くで手術が難しいことと、〝光〟を当てやすいからだ。

「……むろん、『光免疫療法』は、他のガンにも効果があるはず。内視鏡を使って〝光〟を当てれば、内臓系のガンにも対応できる。最終ターゲットは、とても難しいガンといわれるすい臓ガンです」（小林氏、同誌）

小林医師は、米国医学誌に「光免疫療法」論文を発表している。

そこでは「『光免疫療法』実施後、免疫チェックポイント阻害薬を投与すると、八割以上のマウスでガンが完治し、再発もなかった」症例が記載されている。

患者の九九％を最終的に〝殺す〟オプジーボなどの既成ガン治療とは、雲泥の差だ。

この、コストは安く治癒率が高いガン治療が普及しない原因は、患者の側にもある。

その不勉強ぶりと医者だのみの姿勢には、あきれ果てる。

求めよ、さらば与えられん！

多くの日本国民は、安全なガン治療を求めず、いまだ殺人ガン治療を喜んでうけている。

そして、ほとんどがカンオケに入って帰ってくる……。

欧米でガンは減り、日本だけが急上昇の理由

●抗ガン剤のゴミ捨て場

とにかく、現在日本で横行している〝ガン治療〟は、治療の名に値しない。

まさに大量虐殺だ。〝ガンで死んだ〟とされる患者の八割が、医療ミスで惨殺されているのだ。

とくに、超猛毒抗ガン剤による〝毒殺〟の犠牲者は無残だ。

いっぽう、欧米諸国では一九九〇年を境に、ガン死者が減っている。

理由の一つがアメリカ政府・調査機関ＯＴＡリポートだ。

「抗ガン剤は猛毒で強い発ガン性があり危険」と公的に警告したのだ。

つまり、抗ガン剤の正体が増ガン剤であることを、米国政府が認めた。

むろん、日本ではいっさい報道されていない。

しかし欧米では、以来、脱抗ガン剤が急速に進んでいる。

だから、欧米は〝ガン死〟が減っているのでなく、〝抗ガン剤死〟が減っているのだ。

そこで、製薬メーカーは、欧米で売れなくなった抗ガン剤を日本に大量に輸出している。

つまり、日本は世界の抗ガン剤の〝ゴミ捨て場〟なのだ。

その猛毒が、日本のガン患者の体に大量に注ぎこまれている。

■日本は超猛毒抗ガン剤ゴミ捨て場で死者爆発

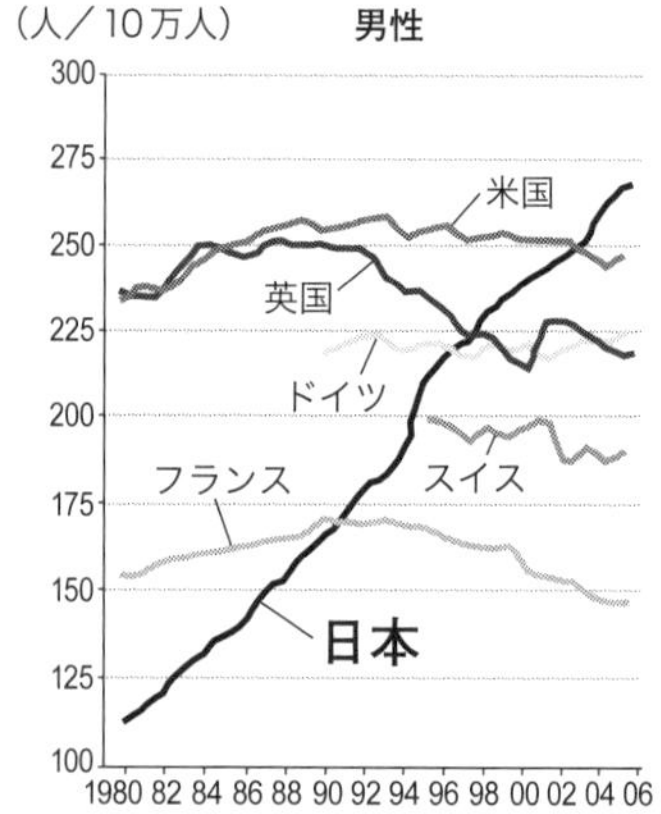

WHO HP statistics Number and rates of registered deaths

図8－1　先進国と日本のガン死亡率変化。海外は減少、日本だけ増加

だから、先進国で日本だけが、ウナギ上りで〝ガン死者〟、つまり抗ガン剤による〝毒殺〟が増えている……。

無知の代償は、これほどまでに無残で残酷だ。

●ガン〝治療〟の一〇大犯罪

現在、病院で行われている抗ガン剤治療は、虐殺療法である。

その具体的証拠を以下にあげる。

(1)「ガンの主原因は欧米食と飽食である」(米マクガバン報告、一九七七年)

(2)「抗ガン剤は無力である」(NCIデビュタ所長、議会証言。一九八五年)

(3)「ADG：アンチ・ドラッグ・ジーンズ(反抗ガン剤遺伝子)で増殖」(同証言)

(4)「二、三剤投与群の死亡率は七〜一〇倍」「縮小ガンも五〜八カ月で再増殖」(米東海岸リ

ポート、一九八五年）
（５）「抗ガン剤は強烈発ガン物質、二次ガンが発生する」（ＮＣＩ報告、一九八八年）
（６）「抗ガン剤、放射線、手術：三大療法は危険で無効である」（ＯＴＡ報告、一九九〇年）
（７）「ガン検診受けた人ほど発ガン、ガン死、早死にする」（チェコ・リポート、一九九〇年）
（８）「動物たんぱくは史上最悪の発ガン物質である」（『チャイナ・スタディー』二〇〇五年）
（９）「腹七分サルのガン発症率は半分以下」（ウィスコンシン大学、二〇〇九年）
（10）「断食は、ガンと戦うベストの方法」（南カリフォルニア大学、二〇一〇年）

――これでも、あなたが抗ガン剤にすがるなら、あなたの頭脳はゴキブリ以下である。

第9章　〝DENBA〟ライフ、体内から〝鮮度〟保持！

——生鮮食品を新鮮に保つ驚きのテクノロジー

体内電流の乱れが病気、老化の原因だ

●ベッカー博士の電気療法

わたしの敬愛する故ロバート・ベッカー博士（ニューヨーク州立大医学部）は、電磁生態学の世界的権威でした。電磁波批判のバイブル『クロス・カレント——電磁波、複合被曝の恐怖』（新森書房、拙訳）の著者としても知られています。

他方、ベッカー教授は、電気療法（エレクトロ・メディスン）を提唱し、素晴らしい治療効果をあげています。

人間の身体機能は、電気刺激で営まれている。だから、身体に適切な電気刺激を与えれば、怪我や疾患の治癒を促進できる。

じっさい、患部に電流を通すことで、治癒のスピードを加速させています。

その体内電気に着目したのが健康機器〝DENBA・Health〟です。

「あなたは電気、足りていますか?」

製造・販売を手がけるDENBA JAPAN株式会社のパンフは、こう呼びかけます。

「電気は、生きていくうえで、欠かすことのできないもの。脳も心臓も電気が動かしている。電流の乱れは万病のもと!? 電気はどこで作られる? 〝修復〟のカギは水にあり!」(同)

●生体電位は〝老化〟で低下

電気の流れも、これまでのべた「気」の流れの一つです。

それは、電気という波動エネルギーの流れなのです。

「……わたしたちの体内には、電流が流れています。自分では感知できないほど微弱なものですが、これが自律神経を整えたり、内臓の働きを調整したりと、私たちが生きていくための重要な役割を担っているのです」「電気はどこで、どのようにして生まれるのか? 電気が弱まったらどうなるのか?」(同)

なかなか興味深い疑問です。

心電図、筋電図、脳波……私たちが波動するエネルギー体であることが、よくわかります。

「……私たちの身体には、生体電流という、ごく微弱な電流が流れています。その活動電位(生体電位)は、〝老化〟とともに低下してしまいます。多くの神経科学的研究によって、〝老化〟に

ともない、伝達機能が低下することが示唆されています」(同)
これは、身近な電池をイメージすると判りやすい。
新鮮な電池は、電気(エネルギー)が満タンです。しかし、古い電池は、電気を放出して、電位も低く、電気も少ない。これが、人間でいう〝老化〟です。

「水分」を失うと、「若さ」も失う……

●細胞は〝生体発電〟装置

さて――。生体電気は、どこで生まれているのか?
〝発電〟しているのは、六〇兆個あるといわれる個々の体細胞です。
「……六〇兆個の細胞を毎日動かすには、エネルギーが必要です。その発生源となっているのがミトコンドリアという小器官。一つの細胞の中に数百個から数千個もいます。『呼吸』で取り入れた酸素をつかい、食事から摂取した栄養素を分解しながら化学エネルギーを生産しています。そして、そのエネルギーが熱を電流に変換させて、筋肉の収縮や神経活動、物質の合成や分解などに使われます。……ミトコンドリアが機能不全に陥ると、活性酸素が大量発生して、免疫病を引き起こします」(同)
ミトコンドリアは、かつて古生代には、独立して生きていた微生物でした。それが、約二〇億

■全身の細胞が生体電流を発電している仕組み

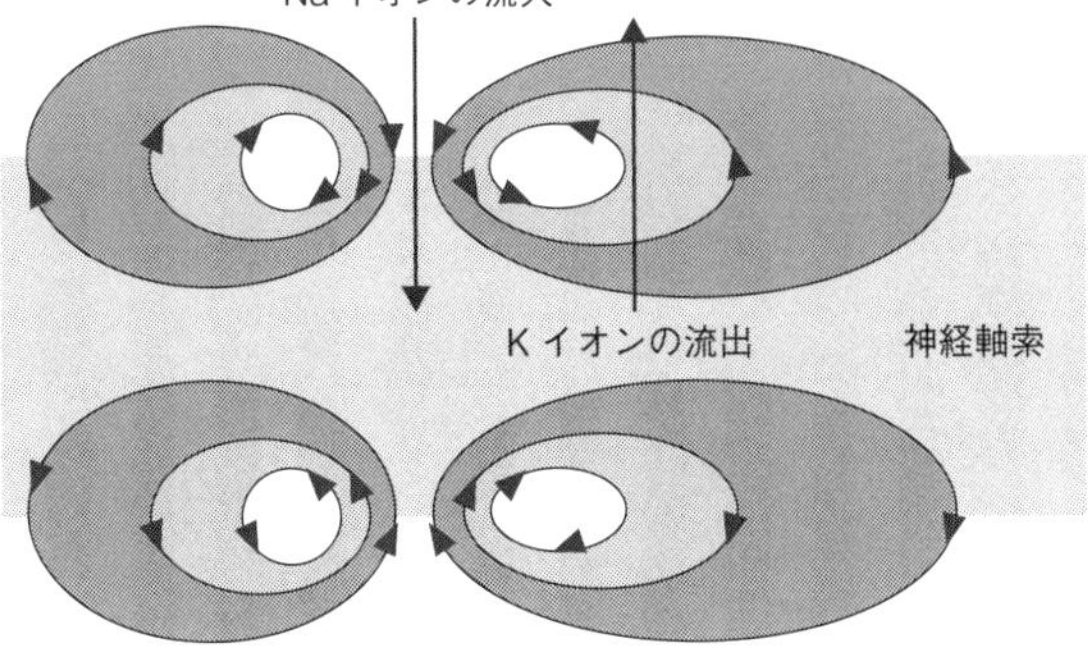

図９－１

年前、〝居候〟として細胞内に入ってきて棲み着いたのです（第２章参照）。

図９-１が「生体電気」が生まれるしくみです。

「……細胞は刺激を受けるとナトリウム・イオンと、カリウム・イオンが流入／流出してプラス極とマイナス極が反転・回復します。この電位の変化で、電流が発生するのです」（同）

いうなれば、〝生体発電〟装置ですね。

●水分貯蓄に電気が必要

では――。健康を維持し、生命を活性化するには、どうしたらいいいか？

「……健康な状態の体は、生体電流が、とどこおることなく流れていて、細胞同士の新陳代謝が活発に行われています。しかし、これがスムーズに流れなくなると、体調不良になったり、病気を治癒する力が衰えたり……。これには体内の水が大きく関係していました」（同）

これが、万病のもとである〝汚血〟です。

人間の体は、約三分の二が水です。六〇兆の細胞が、おのおの水分を抱えています。

この体内の水分量は、成人が六〇〜六五％あります。

しかし、高齢者では五〇〜五五％までに低下します。〝老化〟とともに減少していくのです。

つまり、全身細胞の水分量こそ、若さのバロメーターです。

そして、水分の貯蓄には、電気が必要なのです。

「……一つひとつの細胞が水分をたくわえていられるのは、電気のおかげです。マイナス七五mV（ミリボルト）という細胞膜の内側と外側の『電位差』によって、水分は保たれているのです。細胞がストレスを受けると、この『電位差』に乱れが生じます。そして、細胞から水分が失われてしまう。活動に必要な養分などを含んだ大切な水を失うことで、細胞の活力は低下していくのです」（同）

ナルホド……ストレスで細胞膜をはさんだ電位差が乱れ、細胞は水分を逃がしてしまう。

動物も植物も、水分を失うと〝老化〟する

●ストレス、酸性化、〝汚血〟

「……また、年齢を重ねることでも水分の割合は、減っていきます。筋肉が衰えるのと同様に、

■生鮮食品の鮮度も生体の活性も“水”が決め手

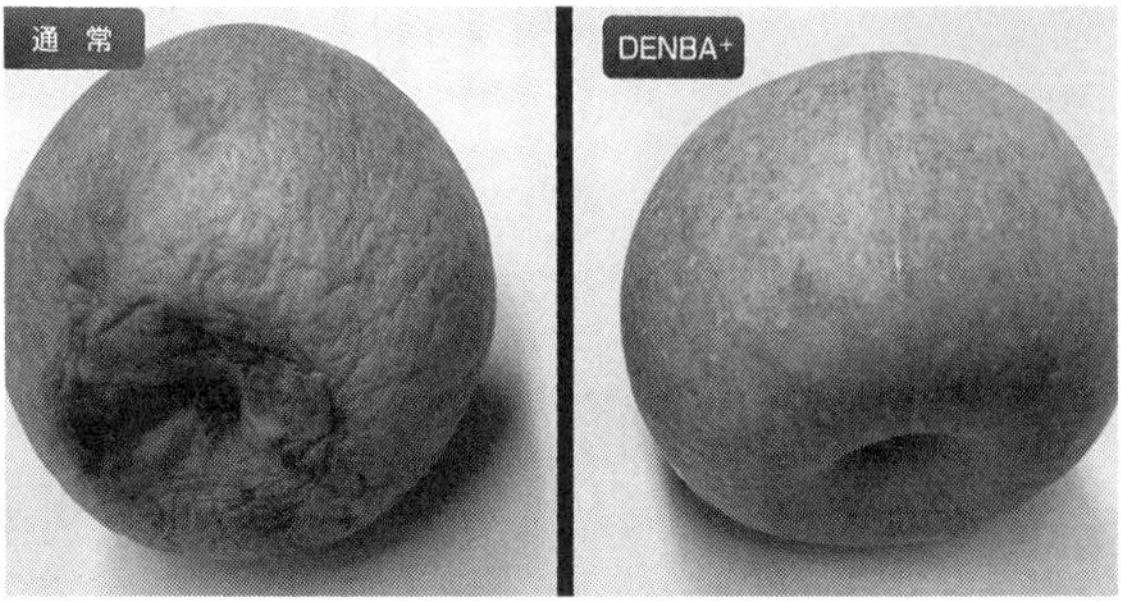

写真９－２

細胞内の水分が減っていくのは〝老化〟現象のひとつだと考えられています」（同）

細胞がストレスを感じると電位差が乱れるだけではない。血液のｐＨも低下していく。ｐＨが低下すると弱アルカリ性の血液が弱酸性に傾き、細胞そのものの機能が大きく低下する。そのため、ミトコンドリアのエネルギー供給量も大幅ダウンする。これが、〝汚血〟をさらに悪化させる。

「……血液は、血球など細胞成分と血漿《けっしょう》などの液体成分でできていて、血漿成分の九五％は水分です。水分が不足すると粘度の高いドロドロの血液になり、（酸素や栄養を）運ぶ力も鈍ってきます」「細胞の一つひとつに〝いい水〟を蓄えることで、いつまでも若々しく、健康を保っていきましょう」（同）

●四カ月後のリンゴを比較

この変化は、植物でも同じ。

写真９－２は、ともに四カ月放置されたリンゴ。左はしな

びて腐りかけています。つまり、〝老化〟している。
しかし右は、四カ月たってもつやつやして張りがある。つまり、若々しい。
どうして、これほど「鮮度」（若さ）のちがいが出たのか？
若さをたもったリンゴは、〝DENBA〟空間に置かれていたのです。
では――、なぜ〝DENBA〟には、「若さ」を保つ働きがあるのでしょうか？

水分子を共振させ活性化！　デンバ・テクノロジー

●流水は腐らず、滞水は腐る

〝DENBA〟技術のルーツは、生鮮食品の鮮度保持にありました。

写真9-3は、ともに冷蔵して二週間のマグロ。上は変色が見られドリップがもれている。下は〝DENBA〟空間で保存したもの。赤くみずみずしい鮮度で、ドリップもない。

どうして、この大差が生まれたのか？

古来「流水は腐らず、滞水は腐る」という。

つまり、事物が新鮮であるためには――常に動き続ける――。

「……デンバ・テクノロジーは、水分子を共振させることで、より食品の鮮度保持を実現した技術。まさに『物質を動かし続けて、新鮮さを保つこと』を目指します」（同）

■水分子を共振させると鮮度は保持され凍らない

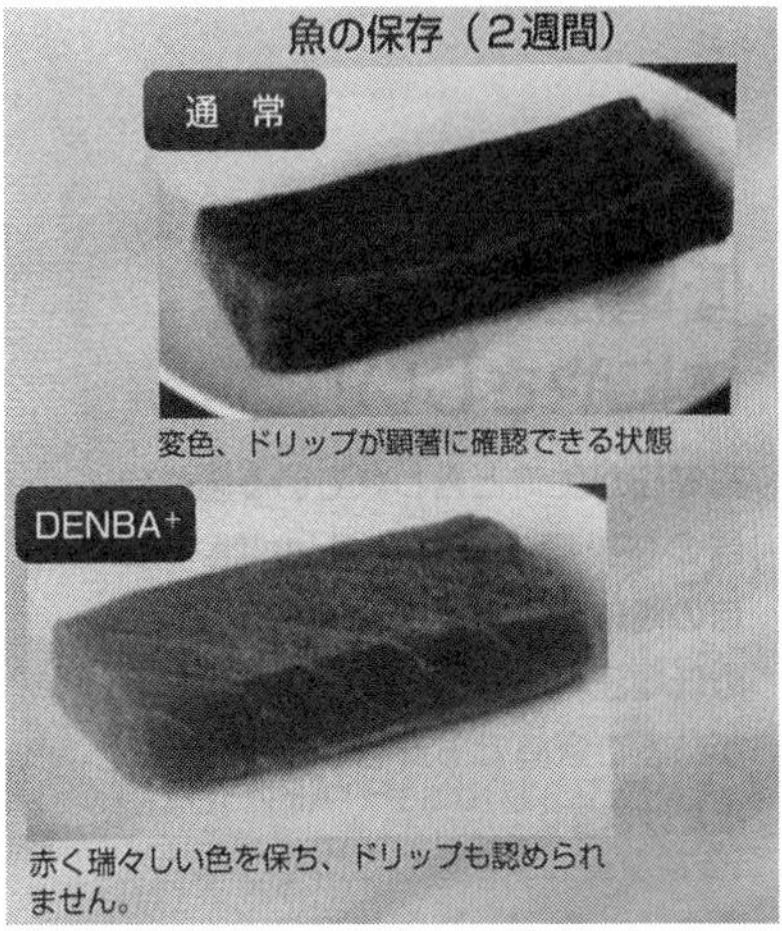
魚の保存（2週間）
通　常
変色、ドリップが顕著に確認できる状態
DENBA+
赤く瑞々しい色を保ち、ドリップも認められません。

写真９－３

つまり、生鮮食品の水分子に、水の固有周波数と同じ〝振動〟を与える。すると、水分子に〝共振〟が起き、水の活性つまり鮮度（若さ）が保たれる。そして、氷点下でも凍結しない！

●固有周波数で水分子共鳴

「……物質には、それぞれ固有の波長（振動数）があります。デンバ・テクノロジーは、水分子本来が持つ周波数（ソルフィジオ周波数）と同じ波長を与えることで、水分子を自然に、無理のない振動をさせ続けること（共振）ができる技術です。この共振をしているか、していないかの差は、冷凍状態にすると判りやすくなります。共振をさせるとエネルギーを持ち、結合しにくいため、マイナス四℃まで凍りにくくなります」（同）

ちなみに、滝の水が氷点下でも凍らないのは、激しく流れ落ちているからです。

生鮮食品が劣化するのも、人間が老化するのも、原理は同じです。

体内の水分がエネルギーを失っているのです。

■水を固有周波数で振動させると活性度が高まる

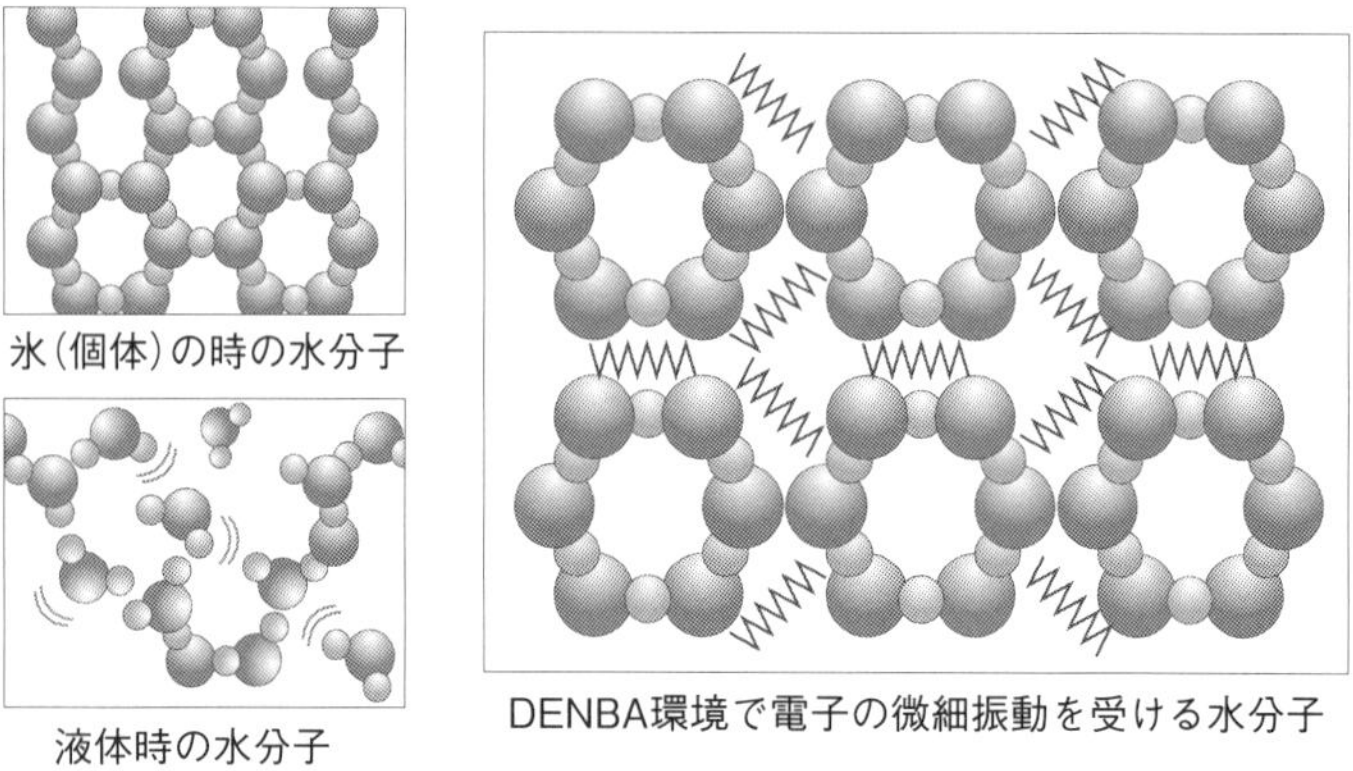

図９－４　水分子変化のイメージ

そして、各々の細胞の生体電位は、低下し、生体電流は弱まり、水分を失っていく。

人間の劣化とは、まさに病気、老化です。

そのさいたるものがガンです。

いずれも原因は、生体内の水分が電気的活性を喪失しているからです。

水分子の共振が活性エネルギーを生む

●マイナス四℃で凍らない

水分子共振とは何か？

ＤＥＮＢＡは、わかりやすく解説している。

「――『流水不腐』流れる水は腐らない、という意味です。ＤＥＮＢＡテクノロジーは、低電位で空間全体に周波数を出し、物質や大気中に含まれる〝水〟を分子レベルで『共振』させる電場を作り出します。『共振』（オシレーション）とは振動が周囲に伝わって、揺れが増幅することです。この電場内での『共振』が、あたかも流れる水のように、物質の鮮度に影響を与え、さまざまな良い効果をもたらすのです」（『DENBA＋INFOBOOK』）

図9－4左上は、氷（固体）の時の水分子。左下は、液体の状態の水です。

右は〝DENBA〟環境で電子の微細振動を受ける水分子です。

エネルギー活性が高く、鮮度保持の冷凍設備では、マイナス四℃まで凍りません。

この現象が起こるのは、水分子に、水の固有周波数（ソルフェジオ周波数）を送って「共振」させているからです。

〝DENBA〟環境に身をおくと、生体内の水も、この共鳴現象で振動し、活性（エネルギーポテンシャル）が高まるのです。

●落雷の多い年ほど豊作

電気による生体活性でよく知られているのが、植物への落雷効果です。

落雷は、大気と大地の間の放電現象です。その放電の電位差、電流量は、凄まじいものです。

それは地球上で、もっとも激しい電気（電子）の移動です。

「雷」という漢字を見てください。「雨」に「田」と書きます。この文字を考案した中国古代の人たちは、田圃に雨が降る時の〝放電現象〟に、この文字を当てたのです。

そのとき発する〝光〟が「稲光り」です。「稲」が「光る」。深夜に雷が発生すると、放電で真

■落雷のパワーを応用した「解離水」の驚異性能

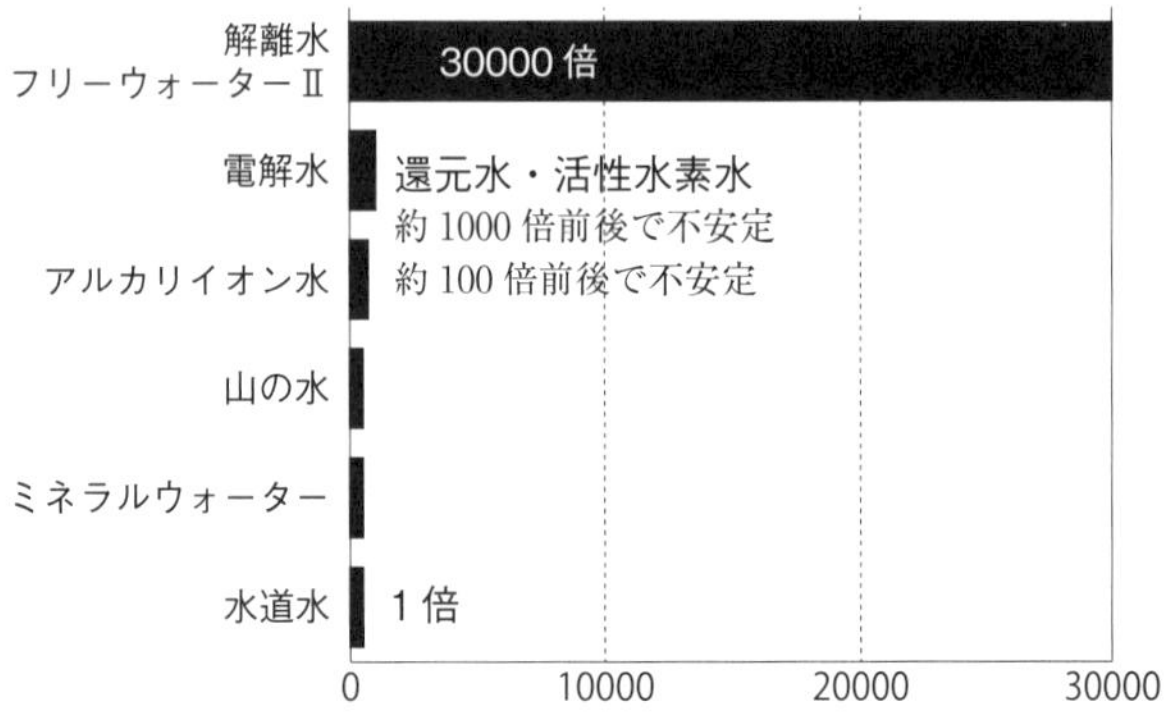

図9-5　各飲料水の能力差

デービス法　NPO法人プロトン医学研究所より（水道水の解離指数を1として換算）

昼のように田圃の稲が光ります。だから古代の人は、それを「稲光り」と呼んだのです。

このように、稲作と雷現象は深くつながっています。それは、古代の人々は、落雷の多い年ほど豊作になることを体験的に知っていたからです。

神事に用いる「注連縄《しめなわ》」には「藁縄《わらなわ》」と「締め飾り」が用いられます。「締め飾り」は、まさに「稲光」をザデインし、表現しているのです。

この「注連縄」により、豊穣の感謝を「神」に捧げているのです。

●「解離水」驚異の活性度

落雷は、強い電場と電流で水に強いエネルギーを与えます。それが稲の豊作をもたらす。

稲だけでなく、あらゆる植物はこの電気エネルギーで活性化されます。「雷の落ちた年は、シイタケがよく育つ」。これは農家で古くから知られています。

シイタケの菌床に人工的に放電実験すると、成長は約二倍になることが証明されています。

この謎を解明するのが、電気による水分子の活性化です。この原理を応用したのが「解離水」。我が家でも「活水器」として使っています。一口飲むと、そのソフトな口当たりが最高です。他とは比較にならないやさしさ、やわらかさです。

この「解離水」を使うと、生花は一カ月たっても生けたときのままなのに驚かされます。

また、葉の付いた小枝を差しておいたら枝からビッシリと白い根が出てきて、数カ月も青々と葉を生やし続けたのにビックリしました。

これらは、電気（電位）による水分子の活性化を証明するものです。

げんに「解離水」の「活性度」は、世界で評判の霊水をもしのいでいます（図9–5）。

身体の三分の二の〝水〟が活性化する！

●ドーム状の〝電場空間〟

「……低電位で働き、電子の微細振動が空間全体に作用する」

これが〝DENBA〟テクノロジーの特徴です。

「……従来、電位による鮮度保持装置や電位治療器は、電位（電圧）の高さに比例して効果があ

■体内の水分を活性化するドーム状の“電場空間”

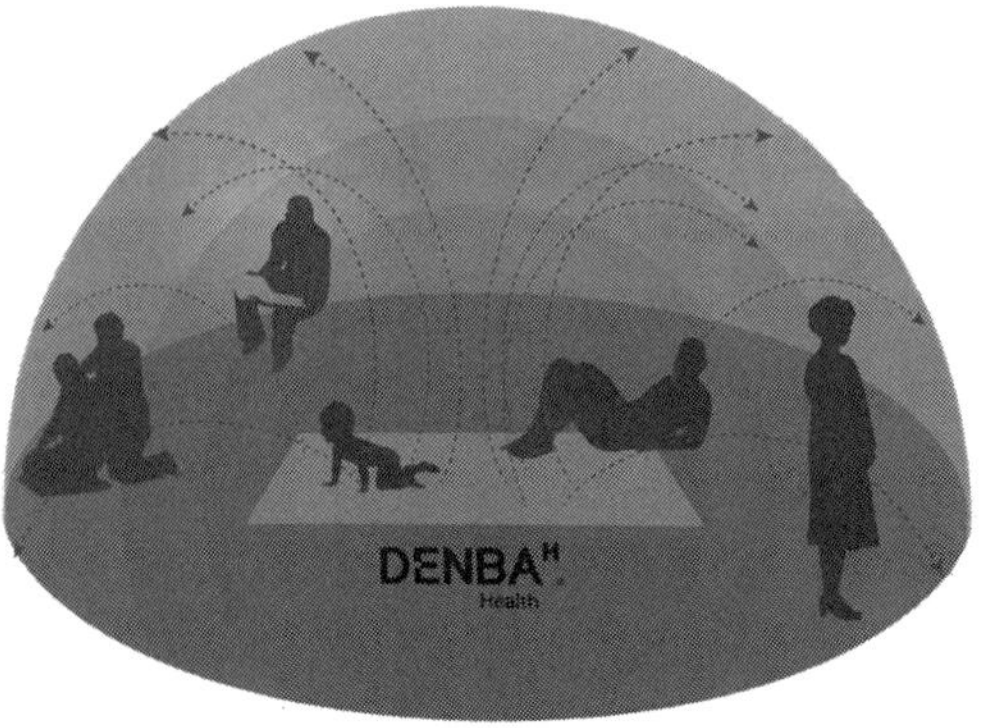

図９－６　DENBA マットが作り出す“電場空間”

る、と考えられてきました。しかし、ＤＥＮＢＡは電圧だけでなく、周波数による共振から、低い電圧でも効果を発揮することができます。さらに、安全性が高いため、長時間連続使用も可能です（ＰＳＥ認証取得）。食品だけでなく、体の約三分の二が水分で満たされた人間としても、健康や美容をサポートする力を持っています」（『DENBA＋INFOBOOK』）

健康機器〝ＤＥＮＢＡ・Ｈｅａｌｔｈ〟は、劣化・老化する生体内の水分子を共振させて、活性化させることを目的に開発されている。

「……出力電流は約〇・二ｍＡ（ミリアンペア）と、私たち人間が感じ取れる電流一ｍＡのおよそ五分の一という超微弱電流です。低電位でもすぐれた結果を生み出せる理由……それは、〝ＤＥＮＢＡ・Ｈｅａｌｔｈ〟が電位の力に加えて、独自開発された周波数を出すことで、空間の水分子を共振させるから。停電でも、体の水分を分子レベルで共振させる、という、全く新

しいメカニズムで人体の働きをサポートしているのです」（同）

ふつうの電流にはプラス極とマイナス極がある。その間を電子が移動することを電流という。しかし、〝DENBA・Health〟は、一極しかない。

そこから独自に開発された技術で、電気を周囲の自然界の空間に向けて放出している。

その結果、マットを中心とした大きなドーム状の〝電場空間〟を作り出す。

●中国医学者は高く評価

この〝DENBA〟の健康維持効果を高く評価するのは、漢方医であり自然療法家の陶恵栄医師。北海道大学医学部で博士号を取得し、かつ中国医学の理論に基づく治療を実践している。

「……〝DENBA・Health〟の鮮度保持や水分子共振の話を聞いて、すぐにこれはすばらしい技術だと確信を持ちました。西洋医学は物質的なレベルで病気をとらえます。しかし、中国医学では、物質とは別に、生命という視点もあわせて人間の健康を総合的にとらえています。物質でもある肉体に、『気』というエネルギーが加わることで、人間には命が宿ると考えるのです。物質は『陰』、気は『陽』。この陰陽のバランスが崩れると、私たちの健康は損なわれてしまいます」

「……〝DENBA〟は、私たちの体にあった波長で水分子を共振させることで、特に『陽』のエネルギーを与え、体の陰陽のバランスをとってくれる技術と私は考えています」（『DENBA

LIFE』）

東大・中国との共同研究がスタート

●医学的臨床試験を期待

〝DENBA〟は、冷蔵・冷凍・解凍での鮮度保持の原理を応用して開発された健康機器だが、その医学的検証はこれからといえる。

体内の水分子に同じ周波数の電気振動を与え、〝共鳴〟させることで活性化させる。それが細胞の生理発電の電位を高め、細胞の水分保持力と劣化（老化）を防ぐ。

理論は、じつに明快でわかりやすい。

これは、陶恵栄医師が賞賛するように、未来の健康維持に役立つ大発明かもしれない。臨床試験を重ねれば、驚くべき医学的効果が証明されるかもしれない。

すでにDENBA JAPAN株式会社は、東京大学と共同研究をスタートさせている。研究を委託されたのは、大学院薬学系研究科・薬品作用学教室。

（1）研究テーマ：電場が生物に与える効果の検証。

（2）研究目的：電場が生物に及ぼす影響を解明する。

（3）研究内容：電場下に細胞や個体を置き、変化を観察する。

さらに――。北京老年医学研究所（北京病院）と提携して「電場が生物、人間の睡眠や老化に与える影響の研究」を行っている。同研究所は一九八五年設立。北京病院の長期的な老人研究活動に基づく、中国で唯一の国家レベルの老人医学研究機関である。

高齢者の心血管疾患、脳血管疾患、糖尿病などの予防と治療に大きな成果を上げている。

その他、老化の遅延に関する研究も行っている

――私の希望としては、被験者を用いた臨床研究なども、ぜひ行っていただきたい。

医学的な予防・治療効果が実証されれば、医療機器としても認定されるだろう。

第10章　ガンが消えた！「ナノミストサウナ」の奇跡

——血液をサラサラにし〝汚血〟を浄化する

余命三カ月、末期の肺ガンが完全に消滅

●血液も正常、笑う八五歳

「……ガンが完全に消えました！」

電話の向こうの声は弾んでいた。Iさん、八五歳。会社社長。

「昨日、病院に行ってきました。ガンがまったくない。医者がびっくりしてました。血液検査、まったく正常でした。センセイに、いちばん先に伝えたかったんです」

Iさんは、わたしが毎月池袋で開く学習会の常連だった。

思い起こせば一年以上前、彼から相談を受けた。

「……ボク、じつはガンなんです」

聞けば、肝臓ガンを二度患い、大手術も受けたという。そして今回、肺への転移が宣告された。

医者の宣告は末期ガン……余命三カ月。もはや、手術も不能という。

強行すれば片肺切除、寝たきり生活になる……とは。

ただ、抗ガン剤をやらなかったことだけは、救いだった。わたしは笑いながら言った。

「だいじょうぶ。ガンは血液の浄化装置。血をサラサラ、きれいにすれば、〝体毒〟は排泄されて、いやでも治っちゃうよ」

●一日二〇分血液サラサラ

そこで、思い浮んだのが「ナノミストサウナ」である。

「……一日たった二〇分入るだけ。四〇℃でいい汗出るし、気持ちいいよ。サウナ室はマイナスイオンの水蒸気でいっぱい。マイナスイオンを吸い込むと、それが酸性の血液をアルカリに変えてくれるんだよ。すると、血球同士くっついてつながっていたのが、バラけて全身の毛細血管をスイスイ通るようになる。ガンは酸欠でできるんだから、酸素をやると正常細胞にもどっていく。つまり、ガンは消えていく……」

聴いているIさんの顔が輝いた。パッと手を上げる。

「……買いますッ！」

一人用サウナは半畳の広さ。価格は一一〇万円と安くはない。それに、工事費が一〇万円前後かかる。

しかし、Iさんは即断即決。その場で購入を決めた。

自宅に設置後は、「毎日入っています！」と声も明るい。

そういえば、会うたびに肌がつやつやしてきた。血色もいい。声も元気で明るい。

そして……ついに、ガンが完全に消えた！　という喜びの電話。おまけに血液は青年の血液で肌の色つやもいい。若い女性にもモテるようになった！　いやはや……（笑）。

二〇分で「赤黒い」血が「鮮紅色」に変わる

●新潟㈱コロナの出会い

「ナノミストサウナ」との出会いは忘れがたい。

それは、わたしの『世界に広がる「波動医学」』（前出）の取材で、新潟を訪れた時だ。

株式会社コロナの内田力会長は、音響石「サヌカイト」のコレクターとして有名と聞いた。

そこで、取材の約束をいただき、三条のコロナ本社を訪ねた。

コロナといえば、石油ストーブで有名だ。『暮しの手帖』も絶賛した日本最高性能。それを開発したのが若き内田会長という。新潟大学工学部出身。新潟最大の企業を率いる内田氏は、おだやかな笑顔で迎えてくださった。まるで、もの静かな高僧の面持ちだ。

「サヌカイト」は四国の讃岐地方で採れる天然石で、叩くと妙《たえ》なる音がする。

その神秘的な音色は、まさに「神」の調べといってよいほど澄み切っている。

その音を聴くだけで、悩みも苦しみも癒される。

奥の院ともいえる会長室に案内される。広々とした室内は、「サヌカイト」楽器であふれていた。まさに、世界最大級のコレクションである。

内田氏は、つぎつぎに「サヌカイト」楽器を鳴らす。

まさに、部屋全体が天上の調べのような法悦の音色で満たされた。

●「赤黒い」血液が「鮮紅色」に

さて——。応接室で歓談していると、内田会長が「どうです？　入ってみませんか」

ポツリとすすめられたのが「ナノミストサウナ」である。

なんでも体験とばかりに、ヒノキの香りのするサウナ室に座る。温度は四〇℃と低め。それでも、二〇分で滝のような汗が出た。サウナから出ると、同行の知人が、わたしの顔を見て「うわあ、顔色がちがう！」とおどろく。しっとり若返っている、という。

そんなものかな？　内田会長によれば、それは「ナノ・クラスター」による「マイナスイオン効果」という。

「それが、血液を弱アルカリにして、サラサラにします」(内田会長)

だから、だれでも二〇分間、「ナノミストサウナ」に入るだけで、肌はしっとりし、血色がよ

■赤黒い血液が20分でサラサラの鮮紅色に

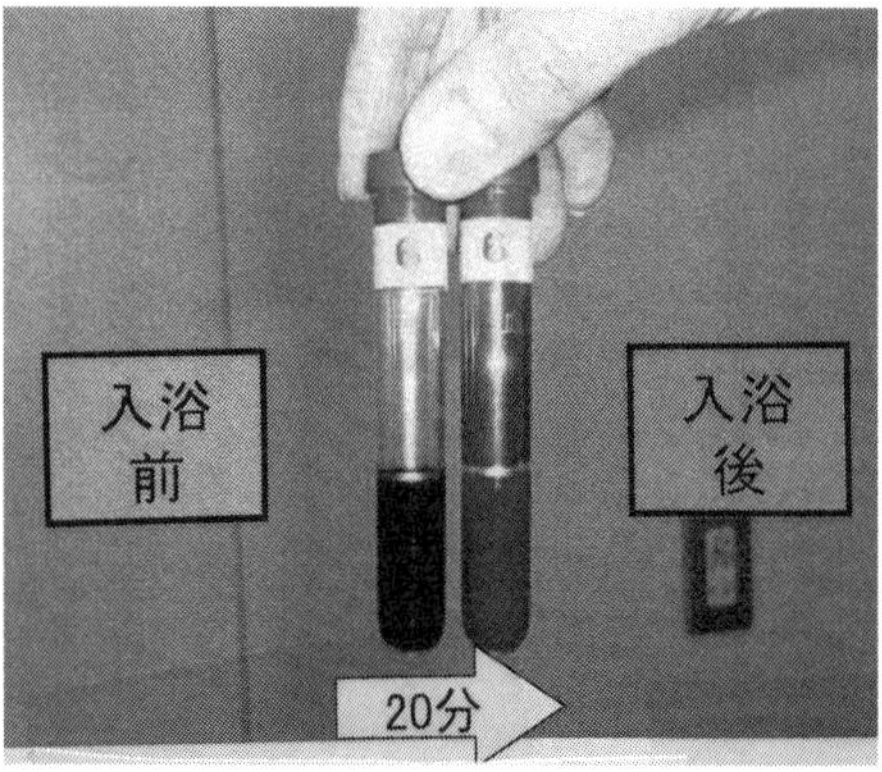

写真10－1　サウナ入浴前後による血液の変化

くなる。女性のばあい、二〇歳くらい肌が若返って見える。

誇張でもなんでもない。体験者がみな口をそろえて語る。

「これをごらんください」と内田氏が示した写真がすごい。

サウナ体験前と後に採取した血液だ。

「赤黒い」血液が、サウナ後には「鮮紅色」に変わっている。

それは酸性体質で、互いにくっついた赤血球がアルカリ体質でばらばらになったことを示す。

左は「連銭結合」（ルロー）という不健康な血液だ。右が赤血球が自由で健康な血液である。

細胞は低酸素で一〇〇%ガン化する

●酸性血液で「連銭結合」に

くり返しのべてきたように、細胞は酸欠で、一〇〇%ガン化する。

なら、発ガンの原因は酸素欠乏だ。ぎゃくにいえば、細胞に酸素を送ればガンは防げる。そして、ガン細胞は正常細胞にもどる。

体細胞の酸欠の原因をかんがえてみよう。

それは、赤血球が「連銭結合」を起こし、毛細血管を通れなくなっているからだ（94ページ参照）。

では、なぜ「連銭結合」が起こったか？　体液ｐＨの酸性化だ。

その原因は、体液中のマイナス・イオンの減少だ。ストレス、過労、動物食、砂糖、さらには医薬品、汚染物質、電磁波などで体液酸性化（アシドーシス）は進行する。

……動物食・過労など↓酸性血液↓「連銭結合」↓血流不全↓細胞酸欠↓ガン化……

ここで留意しておきたいのは、血流不全で起こるのは、細胞のガン化だけではない。

「連銭結合」で毛細血管の先の体細胞に酸素・栄養がとどかなくなる。

するとその先の細胞には、ガン化か壊死の二つの運命しか残されていない。

後者が起きると組織が腐る（壊疽・脱疽）か、多臓器不全による急死に至る。

これは健康機器ではない、治療機器である

●滝ツボ効果、マイナスイオン

だから、「ナノミストサウナ」で大切なのは、サウナ効果というよりマイナスイオン効果であ

る。では、なぜサウナ室がマイナスに帯電した水蒸気で満たされるのだろう。

「滝ツボ効果です」と内田会長。「滝の周囲は、マイナスイオンで気持ちいいです」

これはだれでも思い当たる。別名〝レナード効果〟と呼ばれる。

滝の水は、高い位置から落下して、滝ツボの岩に激突する。すると、その衝撃エネルギーで水分子がマイナスに帯電する。これにより、滝の周囲はマイナスの電荷で充満している。

それを吸い込むと、肺からマイナスイオンは吸収され、血液をみるまに酸性から弱アルカリに変えていく。すると、互いにくっついていた「連銭結合」の赤血球も、バラバラで自由に動ける「正常血液」になる。

「ナノミストサウナ」に入るとわずか二〇分で「赤黒い」血液が「鮮紅色」になる。

そのメカニズムはそういう理由からだ。

●血液数値がすべて改善

内田会長たちは、レナード効果を生み出す滝ツボに注目した。水が落下して、マイナス帯電した水分子となる。それを再現するため開発した技術が〝ナチュラル・クラスター〟だ。

超高速回転する金属網に水を衝突させて水滴をナノサイズにする。そうして、超微細な水蒸気にする。

「ふつうの水滴の大きさを東京ドームとすれば、サウナ室内の帯電水蒸気の大きさは、米粒サイ

■水滴が東京ドームならナノミストは米粒サイズ

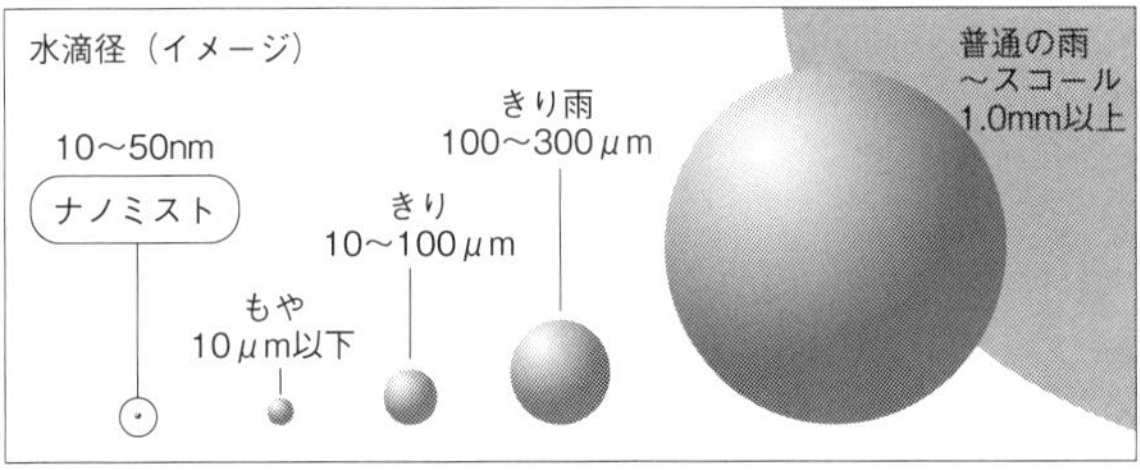

写真10－2　ナノミストのスケール

ズです」（同社パンフ）

これら一粒一粒が、マイナス電荷で帯電している。

それを吸い込むと、血液が一気にマイナスイオンで満たされ、pHは酸性からアルカリ性へ、赤血球の「連銭結合」はバラバラに……急速に体質は改善される。

その変化を示すのは、「赤黒色」→「鮮紅色」という「色相」変化だけではない。

一〇人の被験者の平均値でも、「入浴前」と「入浴後」では、明らかに血液のpHはアルカリ性に変化している。その他の数値「血中酸素分圧」「粘度抵抗」もすべて劇的に改善している。

ガン、糖尿病……治るのがあたりまえ

●一回の電気代四〇円

これほど血液数値を改善させる医療を、ほかに知らない。

それも服を脱いでサウナ室で二〇分間ゆっくりくつろぐだけだ。

ちなみに一回の入浴でかかる費用は、電気代四〇円のみ。

さらにうれしいのは、室内の水蒸気はナノ・クラスターなので紙は湿らない。だから、サウナ室で新聞や雑誌を読むこともできる。

イヤホンで音楽を聴いてもよい。コロナは、オプションでサウナ室用液晶テレビもそろえている。二人、三人用もあり、カップルで入浴しても楽しいだろう。

いい汗ながして、リラックスし、疲れもとれ、温まって……さらに血液数値が劇的に改善する。

わたしは、興奮して内田会長に言った。

「これは、もはや健康機器ではありませんね。治療機器ですよ！」

会長は、やはりおだやかな高僧のように、しずかにうなずいた。

「……そうですね。治療装置です……」

しかし、販売者として公にそれを語れないのは、じつに残念だ。

●万病は「微小循環」不全

わたしは、これまで「新医学宣言」を唱え、悪魔的な現代の殺人医学を告発してきた。

メンデルソン博士は「現代医療の九割が消えれば人類は健康になれる」と断言している。

なら、悪魔の現代医療が消えたあと、どんな医療がひとびとを救うのか？

わたしはこれまで著述者として、批判したら必ず代替案を示す、それをモットーとしてきた。

批判しっぱなしは言論者としても無責任だ。

だから、化粧品にはポイントメイク、合成洗剤にはせっけん、ガソリン車には電気自動車（EV）、化学住宅には自然住宅……そして、原発には自然エネルギー。

このように代替案を示すのを鉄則としていた。

現代医療を超える代替医療として「波動」「断食」を提唱しているのも同じ。

そして、さらなる「医療」を求め続けてきた。そうして、ついに出会ったのだ。

「ナノミストサウナ」が素晴らしいのは、血液の「微小循環」を劇的に改善することだ。

これまで、万病は〝体毒〟で生じると解説した。

その〝体毒〟は〝汚血〟となりガンなど万病の原因となるのだ。

そして、〝汚血〟が発生する原因こそ「微小循環」不全なのだ

その最悪の結果が、ガンであり、壊疽であり、多臓器不全なのだ。

「ナノミストサウナ」は、それをわずか二〇分間で、劇的に改善する。

ガンや糖尿病など万病が治癒していくのは、とうぜんである。

第11章 「温熱療法」とにかく、ガンはあったためろ！

——もっとも原始的で、もっとも原理的な治療

「三井と女子《めこ》式温熱療法」との運命的出会い

●アイロンでアッチッチ

『がん温熱療法——がんは、温めろ！私は半年で消えた』（ヒカルランド）という本がある。

著者は友部浩一氏。彼は、みずからのガン体験と治癒を通じて深く学んだ。

「まさか自分がガン宣告」。胃ガン発見時の衝撃と困惑。そこから、彼の長い旅が始まる。

「……内視鏡下、粘膜下、切開剥離手術……。手術は大成功と思ったら、下血が止まらない。憔悴しきっていく同僚。そして、玉川温泉の岩盤浴なるものを知る」

二〇一八年六月二二日、NHKで『秋田「いのちの温泉」に集う人々』というドキュメントが放送されている。そこに通うガンの〝戦友〟から「三井と女子《めこ》式温熱療法」の話を聞く。

「……寝台の上に、裸になって、薄い布一枚かけて、布の上からアイロンがけすんだよ」「みん

なアッチッチ、アッチッチと叫ぶのよ」「なんでも、医者に見放された末期ガン患者が、何人もよくなったって話だよ」「ガンは、温めっと、いいんだど」

彼の〝戦友〟の一人Wさんは、この話に勇気づけられた。

「……幸い、施術院が職場の近くにあったので、しかも、そこの温熱師は、NPO法人『日本温熱療法協会』の理事もなさっている実力者、田口八重美先生だったのです。さっそく、Wさんは抗ガン剤を続けながら、田口先生の元へ、週三回のペースで通い始めました。数か月すると、顔色が随分よくなった感じです。抗ガン剤で弱った体と心がみるみる回復してきました」（同書）

●抗ガン剤で吐き気、辛い

そのWさんから相談を受けた。

「私、抗ガン剤やめようと思っています」

――えー。J大病院は全国的にも治療成績がいい病院ですよね。それに、ガン摘出後だったら、抗ガン剤治療は『標準治療』でしょう？

「でも、抗ガン剤をやると全身の虚脱感と吐き気がつらいんです。髪の毛も全部なくなったし」

――たしかに、どんどん元気がなくなっていく感じですね。

「でも、温熱やりだしたら、体が調子よくなって来るのが自分でもわかるんです」

――J大の先生には話したんですか？

「ええ、大学には、検査だけしに来ればいいと……」

代替医療をやさしく認めてくれる先生はめずらしい。

ふつうは、「温熱療法？　そんなの迷信だ！　行くならうちに来なくてよろしい」で終わり。

とにかく、ガン〝戦友〟のおかげで、友部氏も「温熱療法」にめざめた。

アッチッチ体験、「温熱療法」に開眼

●温熱器で「診断、即、治療」

彼も思い切って田口氏の「温熱療法」の門を叩いた。

「これが、温熱器です。表面は八〇℃くらいになりますので、火傷をする危険があります。熱いと感じたら、がまんせずに、すぐ大きな声で熱いと言ってください」

——そんなに熱いのですか？

「体の悪い部分にさしかかると、そこは熱く感じるのです。悪くなければ熱くありません」

——なんとも、不思議ですね（半分以上、うたがっている）。

「三井と女子式温熱療法は、『診断、即、治療』です。つまり、温熱器をかけて〝熱い〟と感じたところを『病気である』と診断をつけ、つづいて〝注熱〟することで、『その場で治療してしまう』のです」

友部氏の内心の声（これが本当だとしたら、なんとお手軽な治療法でしょう）。

●「副交感神経」優位に

治療法は、最初は背中の背骨から〝注熱〟する。

「……背骨の真上に温熱器を当て、腰から首へ温熱器を静かに、しかし、軽く押しつけながら移動させる。何とも新鮮な感覚。気持ちもいい。何回か往復すると、ジンワリ温か。気分が和らぐ感じ。スタートは順調のようです」（友部氏）

「診断、即、治療」の発想からいえば、もうすでに効果が現れているよう。

「……三井式『温熱療法』では、いの一番に、この『正中』と呼ばれる『経絡』に熱を入れます。自律神経の中枢（バック・ボーン）に〝注熱〟するのです。これは、『交感神経』を『副交感神経』優位にきりかえる重要な儀式です。いわば、自律神経に『活を入れる』。ふだんは緊張して張り詰めた心と体が、徐々に解放されていきます」（友部氏）

さらに、首筋のツボに〝注熱〟する。「経絡」の〝亜門〟から〝風府〟〝天柱〟にじっくり熱を入れていく。「温熱療法」がみごとに鍼灸療法であることが、よくわかる。

それから六カ月、ガンは消えた！

●人生を変えた出会い

あお向けになり、足のつま先、中指、人差し指……ゆっくり〝注熱〟。

「これが、東洋医学でいう『胃の経絡』です。胃の悪い人は熱く感じるはずですが、どうですか？」

――とっても熱いです。

「まだ、あるかもしれませんね」

(胃の形をなぞるように温熱器に力が入る)

――熱い、熱い、熱いーです。

「どうやら完全には、ガンは取り切れてないようですね」

――先生、胃が焼けそうです。もう少し手加減してもらえますか？

「……これが、治療の熱です」

(ガンは手術で完治していなかった。文字どおり痛感する)

友部氏が感じた〝熱感〟の正体を、専門書は次のように解説している。

「この〝熱感〟は、ガン細胞から放出され、神経細胞に作用して痛みを感じさせるブラジキニンという成分に類した物質によるもの。これは、ガン症状が強ければ、それに比例して分泌される。そのぶん痛みをともなう強い熱感を覚える」（『ガン治療に苦痛と絶望はいらない』講談社）
このアッチッチ体験は、友部氏にとって人生を変える日となった。
こうして、彼の「温熱療法院」への通院が始まった。
そして……六カ月。彼のガンは完全に消え失せた。

●ガン治療の王道だ！

彼は、心の底からこう宣言する。

「――『温熱療法』はガン治療の王道だ！」

彼は現在、この「温熱療法」普及をライフワークとして、日々精力的に取り組んでいる。

治療院に通う余裕のない人も、自宅で「温熱療法」はできる。

それが三井と女子氏の開発した「遠赤温熱器」である。

「ガンを温めて治す」療法は、古くから知られていた。

まさに、もっとも原始的で、もっとも原理的な治療法なのである。

温める……ということは、遠赤外線熱などの熱波動を身体に送る。

つまり、「波動医学」そのもの。さまざまな「温熱療法」がある。詳しくは、日本温熱療法協会に問い合わせていただきたい。

風呂に入る！　もっとも手っ取り早いガン療法

●ガン細胞は四二℃で全滅

ガンは、温めれば治る。その根本原理は、ガン細胞は高温に弱いからだ。

ぎゃくにいえば、低体温こそガンの〝楽園〟だ。もっとも急激に増殖するのは三五℃という。なかには三四℃台という女性の患者さんもいて、絶句した。

だから、がんを治すには、ぜったい体を冷やしてはいけない。

冷たいビールやアイスなども厳禁だ。

ガンは患者の体温が上がるほど弱っていく。四二℃で完全死滅する。

だから、三井式「温熱療法」は、ガンに高温を〝注熱〟するのだ。

ちなみに、ガンに効果がある、と一時話題になった丸山ワクチンも、このガンが熱に弱い性質を応用したものだ。開発者の丸山千里博士は、結核患者にガンがない不思議に着目した。

結核患者は結核菌に感染しているため、微熱気味で体温が高い。

そこで、弱らせた結核菌成分を注射して、疑似的に感染状態をつくり体温を上げてガンを治療しようと試みたのである。わかりやすくいえばガンを治すため結核感染させる、という発想。

ある意味荒療治だが、効果もあったようだ。

だから、東大医学部など体制側からすさまじいイヤガラセを受けた。

この国の体制側のエリートたちは、イヤガラセが大のお得意である。

●風呂三昧で完治した女性

ガンは温めれば治る――。なら、もっとも手っ取り早いガン治療がある。

それは、風呂に入ることである。これなら、かかる費用は水道代とガス代だけだ。

友人の宗像久男医師から、じつに興味深い話を聞いた。

ある女性（Mさん）が、ガン宣告を受けた。このかたは、実に勉強熱心なかただった。

その足で書店に向かった。

そこでガンに関する書籍を全部買い集めた。これらのガン治療本を読みあさって、ひとつの事実に気付いた。どの本でも、かならずこう書いてあった。

「ガンは熱に弱い」

ならば――彼女は、それから毎日、ヒマさえあれば、風呂に入ることにした。

長湯に疲れたら布団でゆっくり休み、汗と疲れがとれたらまた風呂に入る。

こうして、風呂三昧の日々を送った。

指先はふやけて指紋がなくなりかけた、というから、まさに、日々風呂三昧でポカポカあったか人生だ。

いい湯だな……の、じつに気楽なガン治療……。
その結果、どうなったか？　ガンは完治したのだ。
あなたも自宅の風呂パワー、見直してみてはいかがだろう？

●頭の中にロッキーのテーマ

宗像医師のMさんの思い出話が痛快。

「……もう、三〇年くらい前。長男出産直後に子宮ガン告知を受けた。彼女は文学者だから、突然、頭の中でロッキーのテーマが鳴り響いた。自転車こいで全力疾走、古本屋へ。棚にあるガン関連本、全部買いまくった。本はママチャリ前後のカゴ満杯に。自宅に着いたら、靴も脱がず玄関先で読み漁った。彼女は気づいた。全部の本に共通するのは『体を温めろ！』。その日から風呂を沸かして毎日一〇時間入ったんだって！　そして、一カ月後病院に行ったら『アレ……よくなってますね』。さらに、一カ月後。『ガンは完全に消えてます！』。すごいね。お風呂でガン治しちゃった。熱いとのぼせちゃうから、ぬるいのに入ったみたい……。それから三〇年。子どもさんも大きくなってるよ（笑）」

●すごい！　有機野菜、野草パワー

宗像医師は、余命一カ月、末期の女性も救っている。やはり子宮ガン。

彼女には無農薬人参ジュースを勧めた。毎日一〇杯くらい飲ませたら、有機パワーが効いて見事に完治した。

これはゲルソン療法と呼ばれ、食事療法の王道といえる。

同様に沖縄の手作り野草スムージーも、数百人ものガン患者を治している。

主婦やボランティアたちが野草や海藻などを独自ブレンドして安く頒布している。その栄養療法と排毒効果は劇的だ。

数多くの末期ガン患者も治っている。

評判を聞いた医師や家族が、こっそり野草スムージーを求めてやって来る、という。

彼らは、自分たちが行っているガン治療が有害無益であることを、いちばんよく知っているのです。

第12章　消された〝ライフ理論〟、「メドベッド」で復活か？
──「もうすぐ病院手続きは、いらなくなる」（トランプ前大統領）

超天才の発明、理論を全て抹殺した〝闇の勢力〟

●人類医療史で屈指の偉業

「……レイモンド・ライフ博士。これほど医療において革命的発明・発見をした人はいない。そう言っても過言ではありません」（サイト「ＴＨＩＮＫＥＲ」）

わたしは『未来を救う「波動医学」』（共栄書房）で、ライフ博士（一八八八〜一九七一）の偉業の一端を紹介しています。

見出しは、「ガン一〇〇％完治させ、抹殺されたライフ博士の悲劇」。

だれが抹殺したのでしょう？　それは、世界を〝闇〟から支配してきた連中、ディープステート（ＤＳ）です。なぜ、博士は抹殺されたのか？「ガンの完全治療法を見つけたから」です。

博士の名前は、初めて知った……というかたがほとんどでしょう。

なぜなら、メディアにはその業績どころか、名前すら一切登場しません。

それもあたりまえ。マスコミは完全に悪魔のDSに支配されているからです。

政府も、学界も、ライフ博士の名前どころか存在すら、歴史の闇に封印しています。

なぜなら〝かれら〟もDSの一員だからです。

ライフ博士はこれら〝闇の勢力〟により、完全に歴史から圧殺されて、今日にいたります。

しかし、市民のシンクタンク「THINKER」のような勇気ある若者達が、弾圧を恐れず、発信し続けています。

■ 20世紀最大の天才は“闇勢力”に抹殺された

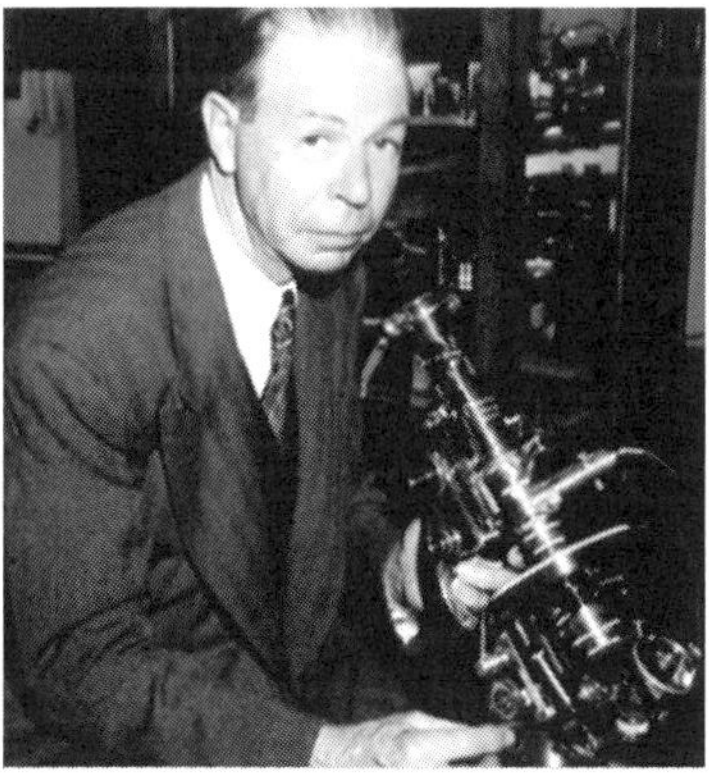
写真12－1　レイモンド・ライフ博士

●六万倍率でウイルス観察

そこでは、こう博士を称えています。

「……人々を苦しめる、あらゆる種類の病気を、完全に治療する方法を約八〇年前に見つけた人物」

「ライフ博士の魅力的な治療が本物ならば、先進医療として、スタンダードになっていいはずです。だれもが抱く疑問の答えは、医療の正史には決して出てこない。抹殺された天才の壮絶な人生が物語っています」

さらに、ユーチューブでも「ロイヤル・レイモンド・ライフ博士」でいくつもの動画を検索できる。

その業績の凄さは、以下からも判る。

「……一九三三年に、当時の顕微鏡の拡大率の水準三〇〇〇倍を大きく上回り、初期の電子顕微鏡に匹敵する三万一〇〇〇倍の倍率を誇る光学顕微鏡（ユニバーサル・マイクロ・スコープ）を発明した」（「ウィキペディア」）

その後、驚異の六万倍の超高性能の顕微鏡を開発している。さらに特筆すべきは、「ミクロ解像管」「極微操作装置」……など。現在でも考えられない超先進装置を次々に発明している。

それも、みずから設計し、みずから製造したという。まさに、天才の名にふさわしい。

彼は、六万倍という驚倒する超高倍率で、「生きたままのウイルス」を観察した世界初の人間となっている。

抹殺の犯人は〝医療利権〟ロックフェラー財閥だ

●生きたウイルス観察するな

それから九〇年以上を経過して、人類は高性能機器でミクロの世界を観察している……と、だれもが思っている。

しかし、現代の各研究分野で使用されているのは、なぜか電子顕微鏡のみ。これは強烈な電子線を放射するため、微生物は一瞬で死滅する。研究者が観察しているのは、ウイルスや微生物のミイラ化した死骸なのだ。真実の生きた姿は、まったくわからない。

いっぽう、九〇年以上も前のライフ博士はちがっていた。

「……ライフ博士の顕微鏡のもとでは、生きているウイルスがめまぐるしく動き回り、環境の変化によって、形を変えたり、発ガン物質に反応して素早く複製したり、また正常な細胞をガン化させていく様子を観察することもできた」（『未来を救う「波動医学」』（前出）

そこで、だれもが首をひねるだろう。

一〇〇年近くも前に、ライフ博士はスーパー顕微鏡を発明している。

なのに、どうして現代は、このライフ式光学顕微鏡を使わず、微生物を電子線で焼殺しミイラ化する欠陥電子顕微鏡のみを使用しているのか？

その理由は――。

「現代医学を闇から支配する連中は、〝生きたまま〟微生物やウイルスを観察されては困る理由があったのだ」（同書）

連中の名前をあっさりいってしまえば、ロックフェラー財閥である。

発ガンウイルスを発見！　周波数で破壊成功

●ガン化とガン根絶を解明

「……一九二〇年には、すでに『ヒトにガンを作るウイルス』の存在を発見していた。彼は、この事実が決定的であることを実験で実証した。なんと、この発ガンウイルスを使って、正常細胞をガン化させる実験を、二万回以上試みたのだ。そして、全ての実験で、正常細胞はガン化した」「さらに、このウイルス培養液から、四〇〇種類もの腫瘍を作り出すことにも成功した。彼は、これら観察過程を、すべてフィルム映像や写真に記録して収録した」（同）

この一〇〇年前の時点で、特殊ウイルスが細胞をガン化させていることは立証されていたのだ。

つぎに彼は、細胞をガン化させる〝殺人ウイルス〟を退治する研究に没頭した。

「ガンをつくるウイルスを根絶すれば、患者のガンは消滅するはずだ」

そこには、〝不治の病〟ガンを治すという医学者としての熱い意志を感じる。

思い浮かんだのが、これらウイルスを視覚化するために用いた手法だ。

それは、波動の〝共振・共鳴〟原理だ。その原理から、今度はウイルスを破壊する方法を模索した。

「……彼は、あらゆる物質と同様、目に見えないレベルでウイルスも独自振動数で振動していることに着目した。そして、そのウイルスと共振する周波数の光を照射して、ウイルスをさらに振動させた。光の振動数でウイルスを強制的に〝共振〟させたのだ」（同）

●MOR光線でガン死滅

そして――。発ガンウイルスは、自らの激しい〝共振〟振動に耐えきれなくなり、形は歪み、破壊されてしまった。

彼は、共振現象を用いた波動療法で、ガン根絶する方法を発見したのである。

ライフ博士は、その発ガンウイルスを破壊する周波数を「致死反応振動数」（MOR）と命名した。特筆すべきは、この周波数の〝光線〟は、ウイルス以外の正常な細胞には、いっさい害を加えないことだ。

こうして、完成したライフ式「ガン治療法」は、いたってかんたんだった。

ガンに「致死反応周波数」のMOR光線を照射するだけ。

直接かかる費用は、電気代くらいだ。

「彼は、さらなる可能性に挑戦し続けます。それは、同じ共鳴原理で、ヘルペスや小児麻痺、破傷風、インフルエンザなど、数多くの発症原因となる病原ウイルスを破壊する特定周波数の探求に没頭します。四八時間、まったく不眠で研究に没頭した……というエピソードが伝えられています」（同）

精神安定剤とアルコール漬け、失意の晩年

●全てが盗まれ破壊された

そして――、彼を思いもかけない悲劇が襲う。

一九三四年、ライフ博士の研究所で、末期ガン患者一六人の治療実験が行われた。

博士は三カ月をかけてＭＯＲ照射で治療実験を行った。そして、驚いたことに全員を完治させたのだ。治癒率一〇〇％……！　これは、医学界の大ニュースだった。

しかし、関係者の対応はよそよそしく冷淡だった。

「……医薬品業界が一番恐れているのは、この痛みも費用もかからずに末期ガンを一〇〇％完治させてしまう治療法の存在が、明るみに出てしまうことなのです」（「ＴＨＩＮＫＥＲ」）

博士の研究所に何者かが侵入し、フィルム、写真、研究資料の一切が盗みだされた。

貴重な顕微鏡など研究装置は、すべて破壊された。五六八二種類の部品は全て盗まれた。

さらに、とどめはライフ博士に対する警察の令状なしの家宅捜索と違法な没収である。

●悪魔勢力イルミナティ

これら悪魔的な弾圧により、五〇年にわたるライフ博士の研究の名残も、すべてが処分されて

しまった。博士の治療機を製造していた会社も叩き潰された。

そして——。この戦慄する弾圧に関して、メディアは一切の報道と掲載を禁止された。

これが、自由と公正の国、アメリカで実際に起きたのだ。

「……ライフ博士の、最後の三分の一の人生は、アルコールに溺れたものでありました。一九七一年、博士はバリウム（精神安定剤）とアルコールの過剰摂取により、帰らぬ人となりました」

（『未来を救う「波動医学」』前出）

この人類史上、最大の発明と発見を成し遂げた偉人を〝殺した〟連中の名前をあげておく。

悪魔的結社イルミナティだ。実行部隊はＣＩＡ、ＦＢＩ、そして警察だ……。

〝かれら〟は現在、ディープステート（ＤＳ）と呼ばれている。

トランプ復活、そして、未来医療「メドベッド」登場？

●バイデンは大統領を盗んだ

トランプ大統領は、かつて、こう発言している。

「……一、二年もすれば、もうすぐ病院の手続きはいらなくなるだろう」

この発言は、これまで独占されてきた巨大医療利権の崩壊を予言したものとみられている。

二〇二〇年の米大統領選挙は、トランプが圧倒的な得票で圧勝していたことは、確実である。

その真実のドキュメントを、わたしは『アメリカ不正選挙２０２０』（成甲書房）にまとめた。

この不正選挙には、なんと六五カ国のディープステートが関わっていた。

つまり、これは不正選挙ではなく、国家転覆クーデターなのだ。

アメリカ政府は公式発表している。

「不正がなければ、トランプ大統領は五〇州のうち四九州で圧勝していた」（『ピーター・ナバロ報告』）

バイデン陣営と民主党は、巨大不正により大統領職を盗んだ国家反逆者なのだ。

●六〇〇〇余の特許技術公開

トランプが退任前に、「反乱法」に署名したのは確実だ。

だから、軍統帥権など実質権限は、いまだトランプにある。事実、ペンタゴン（米国防総省）はバイデンを門前払いし、一歩の立ち入りも認めていない。軍事機密は、いっさいバイデンに渡さない。ワシントンＤＣに配備された六万五〇〇〇人余の州兵のコントロールは、軍部が掌握している。忠誠を誓っているのはバイデンではなくトランプだ。

バイデンは、〝裸の王様〟の立ち回りを演じているにすぎない。

トランプは〝退任〟後、「わたしは別の形で戻ってくる」と国民に確約した。

ほとんどのアメリカ国民、そして、めざめた世界中のひとびとは、それを確信している。

そのとき、トランプ復活とともに世界的な大変革が実行に移される、という。

それが、アメリカと世界の金融改革〝ネサラ・ゲサラ〟である。

さらにディープステートにより、数百年にわたって弾圧され、封印されてきた高度技術が、一挙に公開されるという。

それら、圧殺技術（特許等）は六〇〇〇件余に及ぶという。

想像を絶する未来「医療革命」が到来する

●万病の治癒が可能……!?

医療の分野でも、圧殺された医療理論や治療法などが、一挙に公開されるという。

それが、ネットなどでささやかれている未来医療「メドベッド」（ＭｅｄＢｅｄ）の到来だ。

初耳のかたも多いはずだ。それは、〝希望の医療〟と言われている。

どんなものか――。

「あらゆる病気を治す量子ヒーリングで驚異の医療革命」というタイトルで、ネット上で拡散されている。

具体的には〝シークレット・スペース・プログラム〟という組織で使われている。

〝ネサラ・ゲサラ〟の実現で、隠蔽されてきた特許や、「メドベッド」技術も解放される。それは、タキオン粒子エネルギーやプラズマ・エネルギーに基づく。このテクノロジーは、体の磁気振動と〝共鳴〟スキャンを行って健康を診断し、あらゆる病気の治癒が可能と言われている。

主に次の三種類の「メドベッド」がある。

(1) 病気・ケガなど診断・治療：短期間で人間の血管への少ない侵入で、あらゆる病気を治療する。皮ふ・筋肉・骨・臓器など、身体のすべての部分をＡＩがスキャンする。また、血液とＤＮＡをすばやく分析して、特定の病気の遺伝子マーカーを探して、修正することができる。

操作に使用されるコンピュータはＭＲＩ装置と非常に似ている。

しかし、磁気と放射線の代わりにプラズマ・エネルギーを使用する。

(2) 身体の一部を再生する：病気や怪我を治すこともできる。さらに身体の一部を再生することもできる。臓器移植が必要な人や手足の欠損、重度の火傷を負った人にとくに役立つ。

例えば目が見えなくなった人は、その前の記憶を細胞レベルで保持しているので、それを複製できる。（1）と同様のテクノロジーを使用。体の細胞の記憶内にまだ存在している〝共鳴〟周波数を利用する。それで、身体の一部が再生されてくる。

身体は細胞記憶を保持している。それで、たとえ一部が失われても、その残存周波数からＤＮＡテンプレートを直接操作することで、その部分を復元することが可能なのだ。

この技術は、多くの人々を救うことができる。アプリケーションは無限である。

(3) 若返りを可能にする：安全な状態での記憶の退行をはかり、傷ついた時点での凍り付いた記憶と感情を癒す。日本ではまだまだ認知が低いトラウマ的な記憶による障害。いわゆるＰＴＳＤに苦しむ人々を助ける。数多くの肉体的な症状が、精神的なトラウマに由来していることは、よく知られている。それが、このメドベッドにより根本的な治療が可能になる。

そして、肌と筋肉緊張を引き締め、とくに視覚、聴覚、味覚の分野で感覚を改善し、最大のアンチエイジング効果が得られる。

このように、精神・肉体ともにベストな状態になるよう調整を行うことができる。

ライフ博士の業績は「メドベッド」で復活する！

●一〇〇年余の暗黒を経て

――以上。これら未来医療「メドベッド」が実現すれば、現在の医療利権のほとんどは吹っ飛ぶだろう。カビの生えたウィルヒョウ理論など、一瞬で消滅する。

ということは、現代医学理論も消滅……。

つまり、医学部教授どころか、ほとんどの医学、医療関係者は失業するしかないだろう。

これら、「メドベッド」の未来図を知ると、根本理論は「波動医学」の原理に基づいている。

「波動」理論を未来医療の根幹とした、わたしの予測は外れていなかったようだ。

現代医療関係者は、これら「メドベッド」構想を、都市伝説として黙殺したいだろう。

しかし、トランプ大統領は在任中、「これから一、二年もすれば、病院の手続きはいらなくなる」と発言している。彼は、確実にこの「メドベッド」構想を知っていた、と思われる。

わたしの最大の関心事は、この「メドベッド」の未来構想に、一〇〇年前に圧殺されたライフ博士の人類史上空前の発見が根幹として生かされているか……？

わたしは確信する。悲運の天才の偉大な発見と業績――。

それは、一〇〇年以上の暗黒を経て、この医療「未来構想」の中で、生き生きと息づいていることだろう……。

エピローグ　ガンを防ぐ、ガンを治す……まずは〝食い改めよ〟

ただの〝くたびれた〟細胞、休ませれば治る

●ガン細胞は存在しない！

「なにかいい治療法はないですか？」

「どこかいい病院をご存じですか？」

相手のかたは、思い詰めた顔で尋ねてきます。

ご自分が、あるいはご家族がガンと告知を受けたとしたら……。

そのときの絶望感、恐怖感は想像を超えたものがあります。

しかし、本書を読まれたかたは、受けとめ方が、もう違うはずです。

冒頭で、大橋眞・徳島大学名誉教授は、ガンはたんなる〝くたびれた〟細胞と明言します。

「だから、免疫力を高めて休ませてあげれば治ります」

ところが現代医療は、ガンを〝休ませる〟どころか「ガンを叩け」「ガンと戦え」と超猛毒の抗ガン剤や超有毒な放射線、さらに超残酷な手術で、総攻撃をかける。

ある高齢のドクターは、こう笑顔で諭していました。

「……ガンも犬や猫と同じです。いじめれば、必死で向かってきますよ」

〝くたびれて〟休みたいガン細胞を徹底的にいじめれば、最後の力で歯向かってくるのもとうぜんです。

●〝ガン治療〟という名の虐殺

ハーディン・ジェームズ教授（カリフォルニア大学）の衝撃報告を思い出してください。

「①抗ガン剤、②放射線、③手術など三大療法を受けたガン患者の平均余命は、わずか三年。いっさい治療を受けなかった患者は、一二年六カ月生きた」

つまり、三年で死んだガン患者は、ガンで死んだのではない。

抗ガン剤などの三大療法で〝虐殺〟されたのである。

ちなみにガン〝治療〟と同様、ガン〝検診〟もデタラメ、というより詐欺です。

患者の細胞標本を顕微鏡で覗く病理医は、〝気分〟でガン患者を決めている！

それは、第6章で述べた通りです。

病院が、なんでもかんでもガンと〝告知〟するのは、ボロ儲けできるからです。

抗ガン剤の保険点数は、目のくらむ額です。

ひとたびガンと〝告知〟すれば、もうバンバン打ち放題。上限はありません。弱ったガン患者の身体は、みるまに猛毒漬けになります。

かくして毎年、三〇万人が、〝ガン治療〟の名のもと虐殺されているのです。

「食」で治せない病気は、医者もこれを治せない

●「空腹」こそが最大の「栄養」

ガンは〝くたびれた〟細胞……。

なら、どうして〝くたびれた〟のですか？

それは、あなたの「食べまちがい」が最大の原因です。

――**「食」で治せない病気は、医者もこれを治せない**――

医聖ヒポクラテスの「箴言」です。

「食べまちがい」が生命波動を乱し、病気を引き起こしている。

つまり――


過食、誤食は生命「波動」を乱す。

少食、正食は生命「波動」を正す。

「食」養生も、「波動」養生なのです。

まさに、〝悔い改める〟は、〝食い改める〟ことに、ほかなりません。

さらにいうなら、「空腹」こそが、最高の〝栄養〟です。

これは、逆説で言っているのではありません。わたしたちは……

「食べる」ために、生きているのではない。

「生きる」ために、食べているのです。

そして――、生命をよりよく活かす。

その方法は、〝食べる〟工夫ではなく、〝食べない〟工夫なのです。

空腹感こそ、生命力にスイッチを入れます。

●ボクサー井上尚弥の驚異

ひとつ、例をあげましょう。ボクシングの若き世界チャンピオン、井上尚弥選手です。

「日本ボクシング史上最高傑作」と熱い称賛を集めています。二八歳。二一戦全勝（一八ＫＯ）。

彼のふだんの体重は六二キロ。そして、それを試合前にバンタム級の五二キロまで減量して試合に臨みます。試合前一カ月ほどは食事制限（ファスティング）で体重を絞り込みます。

つまり、一〇キロも体重を落とす。まさに、「食べない」工夫そのものです。

そして、激しい練習で強靭な筋力と瞬発力を向上させ、ベストコンディションでリングに立つ。

そこで、全世界を熱狂させる驚異的パワーで相手を一撃でマットに沈める。

モンスター井上尚弥の圧倒的な実力は、〝食べない〟ことで培われているのです。

もし、彼が、現代栄養学では常識の毎日三食しっかり食べていたら、どうでしょう？

あの世界を熱狂させる驚異のパンチ力もディフェンス力も無縁の、平凡な無名選手で終わったことでしょう。

●「断食」は万病を治す

近年、医学界でも、「空腹」の効用が再評価されています。

――「断食」は万病を治す妙法である――（ヨガの奥義）

カロリー至上主義であった近代栄養学も、この事実を認めざるを得なくなっています。

過酷な減量を経ることで、逆に驚異的な生命力を得るボクサーなどは、その好例です。

なぜ、空腹感が生命力を向上させるのでしょう？

それは、野生動物を見れば、一目瞭然です。野生の動物たちは、数日、それどころか数週間も獲物にありつけない時すらあります。

空腹感は飢餓感となり、彼らの生存本能に火がつきます。まさに、飢餓感は危機感なのです。

獲物を求めて、感覚はより研ぎ澄まされ、動きもさらに俊敏になります。

つまり、空腹感は、あらゆる生理機能を劇的に高める。

それは、ファスティングを一度でもやった方なら、だれもが体験することです。

私事になりますが、わたしは、つい最近も四日間断食で、一冊本を書き上げました。

四〇〇字詰めで二二三枚……。ふつうに食事をとっていたら書けなかったでしょう。

●空腹感がガンを治す

このように「断食」（空腹）は、頭脳、精神、肉体、あらゆる能力を高めます。

「腹が減っては、戦ができぬ」は間違いです。「腹が満腹では、戦ができぬ」が正しい。

生命力イコール免疫力です。「空腹」こそ免疫力を高めます。

だから――

空腹感は免疫力を高めガンを治す。

満腹感は免疫力を弱めガンを増す。

こうして、今や世界の医学界も、「空腹」の効用に着目し始めているのです。

吐く息を、ゆっくり一〇まで数える

●至福、安心の波動に戻す

「……苦悩、不安、恐怖は一晩でガンを大豆粒ほどに成長させることもあります」

わたしが尊敬してやまぬ故・安保徹先生の発見です。

先生は自律神経系と内分泌系の相互作用を、世界で初めて解明されました。

苦悩や恐怖の乱れた「波動」は、ガン細胞自体を乱れた「波動」に〝共鳴〟させ、増殖、悪性化させるのです。

健康な正常細胞が発する〝音〟は、対称形で美しく整っています。

それに対して、不健康な異常細胞が発する〝音〟は、非対称で醜く乱れています。

この両者の「波形」の違いが、その証しです（21ページ参照）。

苦悩、不安などで、ガンが一晩で大豆粒ほど成長する。

なら、ぎゃくに――

至福、安心などで、ガンは一晩で大豆粒ほど縮小する。

苦悩、不安でガンは成長し、至福、安心でガンは縮小する。

なら、至福、安心の「波動」を取り戻せばよい。

●心をしずめ、目を閉じて

もっともかんたんな方法は、心をしずめ、目を閉じて、鼻から吐く息を、ゆっくり心の中で一○まで数えることです。

い〜ち、に〜い、さあ〜ん……と、できるだけゆったり、ゆっくり数えます。

ただ、それだけです。なんと、かんたんなことでしょう。

それだけであなたは、まず手の指先がぽかほかしてきたのを感じるはずです。

あなたの毛細血管が、ゆっくり開きはじめ、血行が改善しているのです。

あなたの長年の悩みの冷え性も、これで治っていきます。

頑固な肩こりが、消えていった……と、にっこり笑ったかたもいます。

白髪も、血行不良が原因です。それも、ゆっくり息を吐くだけで消えていくのです。

この長く息を吐く「呼吸法」をクセにしてごらんなさい。

●感謝の波動が幸せに導く

その長息法を、さらにパワーアップする方法があります。

それは、「感謝」の思いをこめることです。

「ありがとう」「感謝します」……その念を、体の全身すみずみにまで送ります。

その感謝の「波動」が至福、安心の「波動」を呼び起こすのです。

どうです……？　全身がなんともいえぬ至福感に満たされてきたでしょう。

くたびれたガン細胞も、その波動に〝共鳴〟します。

ガン細胞が発する〝音〟も、乱れた波形から、しだいに整った波形に変化していきます。

本書で紹介した「サイマティック画像」を想い起こしてください。

「念」とは「今」の「心」と書きます。

感謝の「念」は、あなたの存在自体を、ゆったり至福感、安心感で包んでいくことでしょう。

いつでも、どこでも、どんなときでも……。

「ありがとう」「感謝します」を口ぐせにしましょう。

それは、あなただけでなく、周囲のひとたちにも、幸いをもたらすでしょう。（了）

二〇二一年七月一日

船瀬俊介

船瀬俊介（ふなせ・しゅんすけ）
1950年、福岡県に生まれる。九州大学理学部入学、同大学を中退し、早稲田大学第一文学部社会学科を卒業。地球環境問題、医療・健康・建築批評などを展開。文明批評家として、近代「火の文明」は、近未来「緑の文明」にシフトすると主張。同志を募って「船瀬塾」を主宰。さらに、年に500本は鑑賞する永遠の映画青年。シナリオ作品として『夕暮まで』（黒木和雄監督、共作）、『なしか？』、『アンデス幻想』、『龍馬外伝、寺田屋襲撃』（未公開）などがある。
著書に、『抗ガン剤で殺される』、『笑いの免疫学』、『メタボの暴走』、『病院に行かずに「治す」ガン療法』、『ガンになったら読む10冊の本』、『健康住宅革命』、『原発マフィア』（花伝社）、『未来を救う「波動医学」』、『世界に広がる「波動医学」』、『あぶない抗ガン剤』、『維新の悪人たち』、『肉好きは8倍心臓マヒで死ぬ』、『フライドチキンの呪い』、『コロナと5G』、『コロナとワクチン』（共栄書房）、『買ってはいけない』（金曜日）、『知ってはいけない⁉』、『「長生き」したければ、食べてはいけない⁉』、『ガン検診は受けてはいけない⁉』（徳間書店）、『日本の真相！』、『アメリカ不正選挙2020』（成甲書房）、『魔王、死す』、『リニア亡国論』、『牛乳のワナ』（ビジネス社）など多数。

ガンを治す「波動医学」―― 難病に打ち克つ近未来医療

2021年 8月 25日　初版第1刷発行
2023年11月 25日　初版第5刷発行

著者 ―― 船瀬俊介
発行者 ―― 平田　勝
発行 ―― 共栄書房
〒101-0065　東京都千代田区西神田 2-5-11 出版輸送ビル 2F
電話　03-3234-6948
FAX　03-3239-8272
E-mail　master@kyoeishobo.net
URL　https://www.kyoeishobo.net
振替　00130-4-118277
装幀 ―― 生沼伸子
印刷・製本 ―― 中央精版印刷株式会社

ISBN978-4-7634-1100-6　C0047